FVA

Adèle Van Reeth

Das gewöhnliche Leben

Aus dem Französischen
von Joachim Unseld

FRANKFURTER VERLAGSANSTALT

Für Benoît

Ich meide Vater und Mutter, Frau und Bruder, wenn mein Genius mich ruft. Ich möchte über meine Haustür schreiben: Laune. *Ich hoffe zwar, daß es dennoch etwas Besseres ist als eine Laune, aber wir können den Tag nicht mit Erklärungen verlieren.*

Ralph Waldo Emerson

Ich werde mich von dir trennen. Du, der du nichts anderes gekannt hast als das Innere meines Bauchs, wirst auf die Luft und den Raum treffen. Du wirst aus mir hinausgehen, und das wird das erste Trauma sein.
Wovon ist die Geburt der Anfang? Für mich wie für dich hat alles schon begonnen. Du lebst und wächst im Rhythmus meiner Schritte. In der Schwangerschaft. Mein Körper empfängt dich. Mein Körper ernährt deinen Körper. Ich bin mit dir verbunden. Ich sehe dich nicht.
Du wirst mich verlassen. Für meinen Körper wirst du nur eine vorübergehende Veränderung gewesen sein. Während es für dich ein absoluter Anfang ist. Ich kann es nicht fassen. Wie kann meine Existenz etwas anderes als sich selbst erzeugen? Dass mein Körper einen anderen Körper erschaffen kann, das ist das Unfassbare.
Deine Geburt wird ein Bruch sein. Das organische Band, das mich mit dir verbindet, wird sich lösen. Wir werden uns voneinander befreien, und aus diesem Abstand zwischen unseren beiden Körpern wird unsere Begegnung entstehen. Endlich werde ich dich sehen. Dieser Bruch gefällt mir, er kündigt die Neuheit an, die ich

herbeisehne. Ich ziehe den Bruch dem Sichgehenlassen vor, und nichts ist mir unerträglicher als die Wiederholung des Gleichen. Der Bruch ist nicht das Drama, das Drama ist das, was der Bruch überwinden will: das unentrinnbare Gewöhnliche unserer Existenz, das uns nach Außergewöhnlichem sehnen lässt.
Das Drama ist lauwarmes Wasser. Das Leben, das nach dem Ende des Films weitergeht und in dem nichts passiert. Die Sekunden, die sich aneinanderreihen und sich gleichen, Jahr für Jahr. Man wünscht sich fast das Ende herbei, damit endlich *etwas* passiert. Mit allen Mitteln diesen Fluss unterbrechen, auf die Gefahr hin, dass man es mit dem Leben bezahlt. Und trotzdem geht es weiter.
Wie kann ich die Dauer ertragen?
Die Neuheit ist in meinem Bauch.

Einschiffen

Ich bin auf dem Sprung. Ich wage es nicht, meine Koffer auszupacken, sie stehen neben mir, *für den Fall*, meine Hand liegt an der Eingangstür, ich bin bereit, sofort loszustürmen. Ich lebe mein Leben auf kleinstem Raum, um im Notfall sofort aufbrechen zu können. Dennoch träume ich fast jede Nacht davon, irgendwo zu wohnen, jedes Mal an einem anderen Ort: in einem winzigen Apartment, auf einem Dachboden, in einer Hütte, in einer Höhle, ich liege in den Ecken und träume, dass ich mir dort mein Loch grabe, ich mich dort wohlfühlen werde und dass es nicht lange dauert. Ein Ort zum Leben, das ist für mich ein Ort zum Überleben. Ich suche dort Schutz, als wäre draußen Krieg.

Wenn das häusliche Leben seinen Namen zu Recht trägt, besteht seine Aufgabe darin, das Raubtier drinnen zu zähmen. Doch bei mir leben keine wilden Tiere. Das Wohnen ist ein Kampf, den ich täglich führe, ohne zu wissen, wogegen ich kämpfe.

Warum ist das virtuelle Leben viel verlockender als das wirkliche Leben? Das Virtuelle ist bequem: Es hält den gleichen Abstand vom Wirklichen zu einem Anderswo ein. Es öffnet die Tür und tritt niemals über die Schwelle. Von Weitem sieht man weder den Schorf noch die Narben, man riecht nicht das Muffige, hört nicht das Aufstoßen und das Seufzen. Das gewöhnliche Leben ist ein Leben der Details, ein Leben aus nächster Nähe betrachtet, von viel zu Nahem, es klebt, man bleibt daran hängen und bewegt sich schließlich nicht mehr. Im Gegensatz dazu eröffnet uns das Virtuelle ein Leben ohne seine Gewöhnlichkeit, eine bessere Version des Lebens, ein von der Ferne gelebtes Leben. Die Liebhaber des Virtuellen sind allergisch gegen Mikroskope.
Das virtuelle Leben besitzt nichts Außergewöhnliches. Es schließt weder magische Kräfte noch Superhelden mit ein. Aber es ist ein gefiltertes Leben, ein Leben ohne Spiegel, in dem sich die Stunden nie in die Länge ziehen, man beim Aufwachen immer guter Dinge ist, es ist ein Leben in einem Haus, das nicht schmutzig wird, mit einem Körper, der nicht altert, mit Geld, das nicht fehlt, und mit einem Schlaf, der wirklich erholsam ist. Für die dem Virtuellen Nachtrauernden ist das gewöhnliche Leben die äußerste Niederlage, das Wirklichste, was die Wirklichkeit zu bieten hat – und damit das Abstoßendste.

Ich habe das gegenteilige Problem. Andere Leben als meines zu leben, interessiert mich nicht. Was mich an diesem meinem Leben nicht befriedigt, ist nicht das Opfern von möglichen Leben, sondern die Unmöglichkeit zu sagen, dass dieses Leben wirklich mein Leben ist. Etwas drängt mich weg, wenn nicht nach draußen, so doch zur Seite, wie ein Kieselstein im Schuh meines Alltags. Mit einem Wimpernschlag und zu schnell fliege ich aus ihm raus. Dafür sorgen, dass es nicht von Dauer ist. Sich nicht einrichten. Sich nicht zu sehr ans Hiersein gewöhnen. Nur auf der Durchreise sein. Kein Jenseits wollen, wünschen, wirklich hier zu sein, ohne mich anderswo zu fühlen.
Nicht fliehen, sondern ankommen, endlich.

Aufbruch

Ich habe ein Problem mit dem gewöhnlichen Leben. Etwas, das nicht geht. Etwas, das mich hindert zu atmen, selbst in den harmlosen Momenten (und es ist nicht das Kind, das ich in mir trage, auch wenn es immer heftiger gegen mein Zwerchfell drückt). Etwas, das mich hindert, an einem Ort richtig zu leben, als hätte ich Angst davor, dass eine Hand mit zu vielen Fingern mir die Kehle bis zum Ersticken zudrücken würde, wenn ich mich irgendwo auf Dauer einrichte. Dennoch kann ich dem gewöhnlichen Leben keinerlei Vorwurf machen, ich denke weder, dass es ihm an Glanz mangelt, noch dass es mittelmäßig ist. Im Gegenteil finde ich in ihm eine Weichheit, die mir gefällt, einen freundlichen Trost, aus dem ich Kraft schöpfe, bevor es weitergeht. Aber manchmal, wenn ich zu lange am selben Ort bleibe oder mit Leuten zusammen bin, die ich zu gut kenne, wird es plötzlich und völlig unerwartet zu einem Ort großer Gewalt – als würde der Körper eines Gehenkten mitten im Salon hängen und ich müsste einfach so weiterleben. Das hat sehr früh angefangen, dieser Überdruss am Fast-Nichts, der mir in einem beliebigen Moment aufstößt, automatisch dahergesagte Sätze, die ich verpasst bekomme wie Upper-Cuts mitten ins Gesicht. Je näher ich den Menschen bin, desto heimtückischer wird die Aggression. Die sich in einer Endlosschleife drehende Sprache, die vorhersehbaren Wörter, die in mir auf der Stelle eine kolossale Mattigkeit auslösen.

Es sind Sätze, die ich seit meiner Geburt höre und die für mich dieselbe Wirkung haben wie die Eckzähne eines Vampirs; es sind Geräusche, die mich mitten in meinen Bauch treffen, das absterbende Zittern des Kühlschranks nach langem Gedröhn, es ist ein schlecht geschnittener Fingernagel, an dem sich noch die Arbeit der Schere erahnen lässt, und die kleinen Nagelreste, die im Waschbecken vergessen wurden. Das sind auch Gerüche, ein frisch gereinigter Boden, der zu stark nach dem verwendeten Mittel riecht, das vom Rasenmäher im Frühjahr geschnittene Gras – ein eigentlich angenehmer Duft, der aber, weil er, seit ich geboren bin, jedes Jahr zur selben Zeit wiederkehrt, mir größte Lust macht, mich aus dem Staub zu machen, um auf einem Planeten zu leben, wo es keinen Rasen und kein Frühjahr gibt, um etwas Neues zu finden. Es sind die Füße, die alle Welt herausstreckt, sobald es ein bisschen wärmer wird, als wäre es das Normalste der Welt, und deren leiseste Berührung auf mich wie die Fühler einer Nacktschnecke wirkt, die mich an Ort und Stelle festnageln will.

Ich liebe nur, was existiert, ich finde nicht, dass es bei den anderen besser wäre, ich rauche zwei Zigaretten am Tag, so wie man sich eine Injektion von Endlichkeit verabreicht, um der Wirklichkeit noch näher zu kommen, ich habe für alles, was ist, ein offenes Auge, ich genieße, so gut ich kann, und dennoch, dennoch ist irgendetwas an dieser Wirklichkeit mir so vollkommen unerträglich, und aus einem Grund, den ich mir nicht erklären kann, ist es sehr genau der Begriff des »Gewöhnlichen«, in dem der übermächtige Ekel an der Existenz Kontur gewinnt und mir manchmal den Tod als den wünschenswertesten Bereich des Lebens erscheinen lässt. Und jetzt stehe ich kurz davor, ein zusätzliches Lebewesen auf die Welt zu bringen. Was ändert das?

Initiation

Als ich das erste Mal von Emerson hörte, musste ich auf die Notizen meines Nachbarn schauen, um seinen Namen richtig zu schreiben. Das war im Herbst in Illinois, und ich saß auf einer der Bänke der Universität von Chicago und versuchte, wieder Lust am Lernen zu finden. Im Laufe der vergangenen Jahre hatte ich zu viele Sätze zu gierig verschlungen, die ich nicht verstand, als dass ich jetzt noch Freude am Lesen gehabt hätte. Ich hatte weder Lust, Seminare zu besuchen, noch ein neues Buch zu öffnen, aber da mein damaliger Freund gerade eine Zulassung für die Universität von Chicago bekommen hatte, beschloss ich mit von Studienjahren lädiertem Körper und lädierter Seele, mir den Liebeskummer zu ersparen und ihm dorthin zu folgen.

Das Leben auf dem Campus verschaffte mir die Annehmlichkeiten eines Tapetenwechsels ohne die Unbequemlichkeiten der Fremde. Das war nichts im Vergleich mit meinem mehrmonatigen Aufenthalt im Süden von Indien, der in mir ein dauerhaftes Unwohlsein hinterlassen hatte, das sich bei einem zweiten Aufenthalt ein paar Jahre später, wieder über mehrere Monate – dieses Mal in den Norden –, noch verstärkt hatte. Indien hatte mich gereizt, weil ich dachte, dass kein anderer Ort der Welt mir weniger ähnlich sein könnte. Ich sah darin das Versprechen einer radikalen Fremdheit, die endlich meiner hartnäckigen Gemütsunruhe ein Ende bereiten könnte. Ich reiste mit Nachtzügen durch das Land und stieg in Rikschas (jene dreirädrigen, nicht immer motorisierten Fahrzeuge, die als Taxi dienen und einen nicht unbedingt dorthin bringen, wohin man will, aber dorthin, wo der Fahrer einen absetzt); ich habe in einem Aschram von Kerala meditiert und in den Tempeln von Madurai gebetet. Ich habe gesehen, wie die Leichen am Ganges von Benares verbrannt wurden, und habe auf dem Markt von Mysore Gewürze mit unaussprechlichen Namen gekostet; ich bin mehrere Tage lang zu Fuß durch den Himalaya gewandert, bis ein sintflutartiger Regen uns zur Umkehr zwang, wir im Laufschritt kehrt machten und an den Hängen im Slalom Felsbrocken auswichen, die sich durch den Monsun vom Berg lösten; ich habe in der Wüste von Jaisalmer neben den Ausscheidungen von Kamelen geschlafen, um am Ende vor Taj Mahal zusammenzubrechen, mit sechs Kilos weniger und einigen Amöben mehr, und das vor den verblüfften Augen einiger Oberschüler, die gerade in einem klimatisierten Bus aus Delhi ankamen und, weil sie zum ersten Mal in ihrem Leben blaue Augen sahen, beschlossen, mir in jeden Winkel des Mausoleums zu folgen, eingeschlossen jene Räumlichkeiten, die im Allgemeinen privat sind und wo man das macht, was nur einen selbst angeht, vor allem wenn man einen brennenden Magen hat.

Zurück in Frankreich, war es für mich ein Vergnügen, unbedrängt durch die Straßen Lyons zu spazieren, es gab den Geruch frischen Brotes und des Reinigungsmittels in der Métro und die unerwartete Sanftheit des Rasens im Parc de la Tête d'Or, auf den ich mich legte, um den endlich wiedergefundenen Frieden zu genießen – wenn auch nur für die Dauer eines Mittagsschlafs. Weit davon entfernt, mir eine wirkliche Atempause zu verschaffen, hatten meine Reisen nach Indien vor allem die Folge, dass die komfortablen Barrieren, die mich vorher beruhigt hatten, niedergerissen waren, und ich fand mich wieder auf mich selbst zurückgeworfen, ohne Schutz und Abwehr.

In Chicago war alles neu, aber nichts war feindselig, bis auf das Ghetto, das südlich der Universität lag und das wir wegen der in der Stadt kursierenden Geschichten und des Lärms von Schusswaffen (selten, aber real) nicht zu betreten wagten. Mein Alltag wurde zu einem Spielplatz. Da das Straßennetz aus senkrecht verlaufenden Straßen besteht, war es sehr einfach, sich ohne GPS zurechtzufinden. Die von Ost nach West führenden Straßen hatten keine Namen, sondern nur Nummern, die immer kleiner wurden, je mehr man sich dem Zentrum näherte. Der Campus lag am südlichen Ende der Stadt. Unsere Fahrten ins Loop (das Zentrum von Chicago) beschränkten sich auf die Wochenenden, wir nahmen den Bus zum Cloud Gate, hörten Jazz auf der Madison Street und versuchten, von der Aussichtsplattform des Sears Tower aus (der inzwischen in Willis Tower umbenannt wurde) das gegenüberliegende Ufer des Lake Michigan zu erspähen. Ich lebte in einem Film, war Tourist in meinem eigenen Leben, machte meinen Frieden mit allen Klischees und war ununterbrochen überrascht von diesen sich so hoch in den Himmel türmenden Gebäuden, dass die Straßen des Zentrums auch am helllichten Tag im Dunkeln blieben. Ich rannte stundenlang am Seeufer entlang und zögerte den Moment, in dem ich erneut ein Buch oder die Tür einer Bibliothek öffnen musste, so lange wie möglich hinaus.

An diesem Morgen hatte ich mich entschlossen, mich für ein Seminar mit dem Titel: »Der moralische Perfektionismus und die Veränderung des Selbst« einzuschreiben. Die Septembersonne spielte im goldfarbenen wilden Wein, der an der Fassade der Universität emporwuchs. Der Raum, in dem der Kurs stattfand, war riesig, die Sitzreihen waren besetzt mit Studenten in Flipflops und Basecaps. Auf dem Podium ein Professor, der Michel Foucault ähnelte, aber dreißig Kilo weniger wog, mit Schnäuzer und Bart. Sein Name war Arnold Davidson. Seinen linken Arm trug er in einer Schlinge, um seinen Hals hing der violette Schal der Fiorentina. Meine Angst, die philosophische Terminologie in einer anderen Sprache als dem Französischen nicht zu verstehen, war sofort wie weggeblasen. Seine Aussprache war klar, sein Vokabular unterschied sich nicht von der Alltagssprache. Sein Ton war weich und amüsiert. Der moralische Perfektionismus, erklärte er, bedeute nicht das Streben nach Perfektion, sondern nach Veränderung, wobei der Ausgangspunkt eine Unzufriedenheit mit sich selbst sei.

Ich legte meinen Kuli beiseite und richtete meinen Blick auf seine hinter einer zierlichen Brille versteckten Augen. Ich hatte niemals einen Professor der Philosophie solche Begriffe benutzen gehört. Die Tatsache, dass sie in einer fremden Sprache formuliert wurden, verzehnfachte meine Aufmerksamkeit. Ich lauschte diesen Worten, wie man Kunstwerke betrachtet. Ich versuchte, sie zu berühren, sie zu schmecken, wollte sie wenden, um zu sehen, was sich dahinter verbirgt und was sich verflüchtigt, wenn man sie von dem Objekt, das sie bezeichnen sollen, trennt. Und stellte fest, dass selbst wenn man die Wörter in alle Richtungen dreht, irgendetwas bestehen bleibt, weniger die Bedeutung der Begriffe, die oft unbestimmter sind, als es den Anschein hat. Auch nicht der Sinn, der von einem Ohr zum anderen Ohr so variiert. Sondern das, was sie in unseren Stimmen werden. Hätten mich die Wörter, die ich hörte, in dem Maße berührt, wenn ich sie gelesen oder aus einem anderen Mund gehört hätte? Etwas richtete sich direkt an mich, es war nicht die Aneinanderreihung von Sätzen, sondern ein bestimmter Ton, der mir richtig erschien und mich zu einem Abenteuer einlud.

In den Mittelpunkt seines Kurses zu Beginn des neuen Semesters stellte Arnold Davidson die Antrittsrede Emersons in Harvard, die er dort einhundertsiebzig Jahre zuvor, 1837, zu Beginn des akademischen Jahres vor seinen Studenten gehalten hatte. Zu diesem Zeitpunkt existierten die Vereinigten Staaten gerade einmal sechzig Jahre, und der ehemalige Pastor ärgerte sich über die neue Generation von Intellektuellen seines Landes, die er sich wie Schafe verhalten sah. »Zu lange haben wir den höfischen Musen Europas zugehört«, rief er seinen Studenten zu, »gebt unserem Land die Künstler und Denker, die es verdient.«

Ein neues Land bedeutet einen Neuanfang. Der Traum einer von Europa unabhängigen Nation war unter Gewalt und Leid Realität geworden. Doch das war nur ein erster Schritt hin zur autonomen Existenz eines Volkes, das lernen musste, selbstständig zu denken.
Doch wie kann man lernen, ohne nachzuahmen? Was nützt es, ein neues Land gegründet zu haben, wenn man nur das alte kopiert? Diese Fragen richteten sich direkt an uns, Studenten des beginnenden einundzwanzigsten Jahrhunderts. Als unfreiwillige Repräsentantin der alten Welt vergrub ich mich tief in meinem Sitz und hielt mich bedeckt. Um mich herum waren die Studenten aufmerksam, aber entspannt. Ich konnte nicht das unterwürfige Verhalten erkennen, das ein französischer Student seinem Professor gegenüber so augenblicklich einnimmt. Die Art, wie Davidson seine Autorität ausübte, hatte so gar nichts mit dem zu tun, was ich von französischen Professoren gewohnt war. Er sprach, als erzählte er eine Geschichte, mal lachend, mal mit einem Runzeln der Stirn, mit sanfter und verspielter Stimme.

»Emerson glaubt an die Veränderung seines Landes, genauso, wie er an die Veränderung jedes einzelnen seiner Studenten glaubt«, erklärte er. »Aber um das zu erreichen, braucht es einen wirklichen Neuanfang, eine solide Verankerung, von der aus das amerikanische Denken endlich ans Licht kommen könne, und wenn in Europa der Romantizismus in vollem Schwung ist und nichts als das Erhabene und das Große gelten lässt, hieße dieser Neuanfang das Gewöhnliche.« Ich hob meinen Blick in Richtung des violetten Schals. Im Aussprechen des Begriffs »das Gewöhnliche« kniff er seine bereits kleinen Augen so zusammen, dass sie hinter seiner Brille zu verschwinden schienen. »Das Prinzip der philosophischen Strömung, die man den moralischen Perfektionismus nennt«, fuhr er fort, »ist es, den Gegensatz zwischen Gut und Böse aufzubrechen und zu zeigen, dass sich das Wesentliche unserer Handlungen zwischen den beiden Polen abspielt. Die Qualität unserer Handlungen sollte nicht nach diesem binären Prisma beurteilt werden, sondern es sollte bewertet werden, welchen unmittelbaren Beitrag sie zu unserer eigenen Transformation leisten kann, die zu fördern das Ziel der Philosophie ist.«

Er wusste, dass er für die erste Stunde seiner Vorlesung etwas schnell vorgegangen war, und amüsierte sich über die Blicke der Studenten, die ihn, je weiter er redete, mit wachsender Intensität anstarrten. »Aber wie es der zeitgenössische Philosoph Stanley Cavell, selbst ein großer Leser von Emerson, zeigt, kann eine solche Veränderung nur möglich sein für den Preis einer gewissen, auf das Gewöhnliche gerichteten Aufmerksamkeit. Darum geht es ihm in seinem Buch über *The Comedy of Remarriage*, die Wiederverheiratungskomödie, in dem er zeigt, dass die Hollywoodkomödien der 1940er-Jahre die direkten Erben der Arbeit von Emerson sind. Falls Ihnen das nichts sagt, machen wir hier nächste Woche weiter; bis dahin lesen Sie oder lesen Sie nochmals *Der amerikanische Gelehrte* – so der Titel der Antrittsvorlesung Emersons – und *Pursuits of Happiness*, das Buch von Cavell über die Wiederverheiratungskomödien.«

Eines Morgens aus unruhigen Träumen erwachen

Auf dem Weg die 53. Straße entlang zu unserem unverhältnismäßig großen Apartment (angemietet vor der Besichtigung), das wir noch keine Zeit hatten einzurichten, wuchs meine Verwirrung weiter an. Ich sagte mir, dass ich nach fünf Jahren Studium erst den Atlantik überqueren musste, um zu entdecken, dass das

Gewöhnliche Gegenstand der Philosophie sein durfte. Und ich fragte mich: Was ist das *eigentlich*, das Gewöhnliche? Das Wort ließ mich an eine zähe und dunkle Masse denken. Ich dachte an die am Vortag entdeckte Art Kakerlaken, handtellergroße Viecher, die bei unserem Frühstück aufgetaucht waren und die wir am liebsten mit Baseballschlägern totgeschlagen hätten.

Das Gewöhnliche ist nicht das einhellig geringgeschätzte Banale. Das Banale ist reizlos, glatt und durchsichtig, es gleitet an mir herab und zieht nicht meine Aufmerksamkeit auf sich. Es lässt mich in Ruhe. Das Gewöhnliche hingegen (mir wurde es klar, als ich das Wort mit leiser Stimme wiederholte) wog schwer in meinem Inneren. Ich fühlte mich wesensgleich mit ihm verbunden. Es schien unlösbar in meinen Innereien zu kleben und beschwerte mich mit einer vertrauten Last. Ich konnte es nicht sehen, aber ich wusste, dass es in mir war. Ich fühlte mich schwanger mit dem Gewöhnlichen, als brütete ich eine Krankheit aus.

Das Gewöhnliche ist auch nicht der Alltag, der leicht zu beschreiben ist: Ich kann jede Geste, jedes Objekt, jede Person nennen, aus denen sich mein Alltag zusammensetzt – übrigens sage ich »mein« Alltag. Aber ein »mein« Gewöhnliches schien mir unbeschreiblich zu sein. Ich versuchte, dem näherzukommen, aber in meine Vorstellung drängte sich beharrlich das Bild unserer Kakerlaken, deren Namen ich auch nicht kannte. Ich hatte den Finger auf etwas gelegt. Aber was sagte mir das Wort? War es ein Ort? Ein Zustand? Ein Moment? Ein Gebaren? Alles schien so, als ob ich es nicht wissen wollte. Der Zugang blieb verschlossen. Es bereitete mir Unbehagen. Ich hätte mich abwenden, an etwas anderes denken können, aber es packte mich körperlich. Ich wollte es verstehen. Der Pfeil war abgeschossen, ich fand keinen Frieden mehr (und ich verstand plötzlich, dass ich ihn niemals gefunden hatte), und dieses Wort, das »Gewöhnliche«, hatte mich auf die Spur meiner Ruhelosigkeit gebracht.

Bevor ich in die Wohnung zurückkehrte, machte ich noch einen Halt in der »Reg« (der Regenstein Library, die Bibliothek des Campus), um mir das Buch von Emerson auszuleihen. Es gab Sessel und Sofas vor unendlichen Reihen von Regalen mit Büchern zur freien Ausleihe. Man durfte reden, arbeiten, Filterkaffee trinken und Muffins mit Erdnussbutter essen. Das Wissen mit allen Annehmlichkeiten frei zugänglich. Ein gebundenes Buch lag auf einem niedrigen Tisch, ich schlug es wahllos auf und las auf Französisch: »Das Bekannte ist das Gewohnte; und das Gewohnte ist am schwersten zu ‚erkennen', das heißt als Problem zu sehen.« Neugierig geworden, blätterte ich zurück und entdeckte auf der ersten Seite, dass das Buch Emerson gewidmet war. Auf dem Buchrücken standen der Name des Autors, Nietzsche, und der Titel des Werks, *Die Fröhliche Wissenschaft.*

Ich war noch nie so weit entfernt davon, murmelte ich und legte das Buch so schnell wieder ZURÜCK, wie ich es auch Jahre zuvor gemacht hatte, als ich Nietzsche zum ersten Mal gelesen und die Lektüre mich derart verwirrt hatte, dass ich das Buch auf der Stelle wieder schließen musste, als ob meine Finger oder meine Augen von der Wahrhaftigkeit der Sätze, die darin standen, verbrannt worden wären. Mir war nicht bewusst, dass das Buch Emerson gewidmet war, was jetzt für mich eine weitere Einladung bedeutete, den *Amerikanischen Gelehrten* zu lesen. Die Bücher waren nach Themen geordnet, ich fand das von Emerson nicht weit entfernt von denen von Stanley Cavell und Henry David Thoreau, dann verließ ich die Bibliothek, rannte mit dem wertvollen Stück unter meinem Arm an mein Bett – und das riesenhafte Insekt ohne Namen thronte seither auf meinem Kopfkissen.

Von der Kakerlake aus dem Schlafzimmer verjagt, richtete ich mich im Wohnzimmer ein, nahm Platz auf einem Stuhl, den wir am Vorabend bei einer Haushaltsauflösung gefunden hatten, und vertiefte mich endlich in den *Amerikanischen Gelehrten*. Der Titel ist ein Appell: Die Vereinigten Staaten existierten Jahrzehnte, und es gab niemanden, der ein amerikanisches Denken initiiert hätte. Wo sind die Künstler? Wo sind die Intellektuellen? Welche Idee machen wir uns von uns selbst, wo wir nicht wagen, etwas anderes als das, was in Europa gemacht wird, vorzuschlagen? Wenn Autonomie etymologisch bedeutet, sich selbst sein eigenes *Gesetz* zu geben, besteht die von Emerson eingeforderte Unabhängigkeit darin, eine eigene *Stimme* zu finden. Anders gesagt: Die Vereinigten Staaten sind ein Neugeborenes, sie haben viel zu erzählen, aber die Sprache fehlt ihnen.

Die Hochachtung vor Europa, führt der Philosoph aus, sperrt die Vereinigten Staaten in ein intellektuell und kulturell unterwürfiges Verhältnis und zwingt sie, auf »gewöhnliche Gegenstände zu zielen«, also auf Gegenstände außerhalb der Sphären des Denkens und der Kultur. Als wenn den Amerikanern, da die Hochkultur vom alten Kontinent in Anspruch genommen ist, nur die Krümel übrigbleiben, die Kultur auf niederem Niveau und die gewöhnlichen Sorgen.

Der Analyse Emersons entnahm ich den ganzen Groll, den er auf seinen Europareisen angesammelt haben musste. Er musste die negative Haltung der europäischen Intellektuellen gegenüber den Amerikanern gespürt haben, diesen noch jungen Pflanzen, die von allein nicht zum Blühen gebracht werden konnten. Vermutlich hat er all den Snobismus der europäischen Kollegen erfahren, zu dem sie fähig sind, die keinen Moment daran zweifelten, dass Genie eine Sache der Kultur ist, und dass eine Kultur, die diesen Namen verdient, in einer Jahrtausende währenden Tradition ankert. Wie ich ihn verstand! Dieser Snobismus existiert heute noch, denkt man an Hollywood und an das Kino im Allgemeinen. Eine gerade mal hundert Jahre alte Erfindung *konnte* nicht mit dem antiken Theater konkurrieren; eine neue Kunstform musste sich mehrere Jahrhunderte bewähren, bevor sie in den erlauchten Hof der Großen aufgenommen werden konnte – um nicht zu sagen: auf den Schulbänken der Sorbonne, wo das Denken nur zitiert werden darf, wenn es in Büchern steht.

Der erste Rat, den Emerson seinen Studenten gab: Legt die Bücher beiseite, um euch aus dieser freiwilligen

Knechtschaft zu befreien. Nicht Bücherwürmer sollen produziert werden, sondern Autoren. Der Text ist vehement. Emersons Verärgerung geht nicht gegen die Europäer, sondern richtet sich gegen die eigenen Landsleute, insbesondere gegen die Professoren, die »den Geist dieses Landes lehren, auf die Gegenstände des Gewöhnlichen zu zielen«, und damit einen Selbstausschluss aus der intellektuellen Domäne praktizieren, von dem, wie er befürchtet, sich das Land niemals erholen wird.

Ich hob meinen Kopf und schaute zur Wand. Die Regalbretter, die wir dort als improvisierte Bibliothek angebracht hatten, waren leer. Sich für gewöhnliche Dinge zu interessieren, war das ein Zeichen eines fehlenden Ehrgeizes? Ein Loblied auf die »kleinen Dinge« zu singen, den Geschmack des Verveine-Tees am Abend, das knusprige Brot, das man als Erstes verschlingt, die Flasche mit dem Spülmittel, die ihre Form verändert hat, war das eine Art, sich selbst zu verleugnen? »Das Fleisch, das auf dem Herd brät, die Milch, die sich im Topf erhitzt, das Lied, das man auf der Straße summt«, schrieb Emerson, all diese kleinen Nichtigkeiten, über die man sich freut und stolz zeigt, dass man auf etwas anderes als auf Größe achtet – war all das nur ein Abbild eines frustrierten Ehrgeizes, der aus Angst vor dem Abenteuer das Gewöhnliche zu seinem Gegenstand gemacht hat? Welche Verbindung besteht zwischen meinem Ekel vor dem Gewöhnlichen und der Unaufrichtigkeit, die mit der Feier des Alltäglichen einhergeht. Unerträglich, wenn man grundsätzlich nicht den Kuchen, sondern den Griff des Kuchenmessers wunderbar findet (oh, ist es nicht großartig, das grüne Messerchen! Ist das neu?), das zu seinem Zerteilen dient? Das Hartnäckigkeit, nur die Nebensächlichkeiten einer Flugreise erfahren zu wollen (»Wann seid ihr gestartet? War es voll? Gab es Süßes oder Gesalzenes?«), auf Kosten der Neuigkeiten dessen, der gereist ist?

Neuer Anfang

Emerson skizziert eine Meisterleistung, aus der die amerikanische Kultur hervorgehen wird, wie wir sie heute kennen. Das Denken wird niemals aus dem Boden gestampft: Wenn der Blick Europas sich zum Erhabenen richtet, steht der Intellektuelle der Vereinigten Staaten auf eigenen Füßen. Doch das Erhabene und das Niedrige sind Ansichten des Geistes, unwichtig, woher sie stammen, wenn man nur als ein Selbst geboren wird. Und was Kreativität betrifft, Demut bringt selten Meisterwerke hervor. Das Gewöhnliche, das ich in meinem Leben als Hindernis empfand, könnte es zu einem fruchtbaren und vielversprechenden neuen Anfang werden?

Der Vorteil des Gewöhnlichen ist, dass es sich überall findet, wo wir uns aufhalten: Das Schlafzimmer, das Bad und die Küche bilden die Kulisse für unsere erste Berührung mit der Welt. »Das Fleisch, das auf dem Herd brät, die Milch, die sich im Topf erhitzt, das Lied, das man auf der Straße summt…« – das stand im Gegensatz zum »Erhabenen«, »Fernen« und »Romantischen«, wie es zur selben Zeit in Europa gefeiert wurde. Eben zu allem, was uns den Kopf nach oben heben oder uns in die Ferne blicken lässt. Emerson aber will sich frei machen von einem Denken an ein Anderswo, die Arbeit, zu der er aufruft, geschieht im *Hier*.
Das Gewöhnliche ist für Emerson also kein Selbstzweck, sondern ein *neuer Anfang*, mit dem sich die ganze Welt für uns öffnet. Ein solches Versprechen ruft ein Lächeln hervor, aber der Philosoph lässt keinen Zweifel aufkommen. »Geduld! Geduld!«, fasst er zusammen. »Auf unseren eigenen Füßen werden wir gehen; mit unseren eigenen Händen werden wir arbeiten: Es sind unsere eigenen Meinungen, die wir verkünden werden.«
Hier also. Und jetzt. War da etwas im Begriff zu geschehen?

»Guten Tag, Baby!«

Die Person, die gerade die Kugel begrüßt hat, die unter meinem Bauchnabel wächst, ist die Hebamme. Ich bin für eine Kontrolluntersuchung in der Entbindungsstation, und sie kontrolliert, ob alles in Ordnung ist. Ich spüre, wie ihre Finger in mein Inneres stoßen. Ich bin daran gewöhnt; die Schwangerschaft ist für alle, die im Krankenhaus oder beim Frauenarzt einen weißen Kittel tragen, ein Passierschein für die Vagina. »Dann wollen wir mal sehen, wie seine Position ist? Es scheint mir, dass er etwas tief liegt ... der Gebärmutterhals ist kräftig, das ist gut. Hoppla, ich fühle seinen Kopf! Hallo Baby!« Sie zieht ihre Hand zurück, streift den transparenten Handschuh ab, mit dem sie mich untersucht hat, und begegnet meinem erstaunten Blick. »Wie, haben Sie seinen Kopf berührt? So tief unten liegt er?« Der Gedanke, dass der Kopf meines Babys sich nur wenige Zentimeter von meinem Geschlecht befindet, verwirrt mich. Natürlich weiß ich, dass er mit dem Kopf nach unten liegt, aber aus meiner Sicht meint »unten« nicht den Abstand von zwei normalgroßen Fingern, die in mich eindringen. Es ist das erste Mal, dass es zu einem direkten Kontakt zwischen meinem Baby und einer anderen Person gekommen ist. Gut, das war nur medizinisch und auch in bester Absicht geschehen, aber ich fühle mich plötzlich, als hätte man mir etwas weggenommen, als hätte ich die Exklusivität des inneren Kontakts verloren.

Ich bin dabei, ein neues Leben zur Welt zu bringen, aber für den Moment ist es ein Leben im Inneren, ein Leben, das genauer gesagt noch nicht auf die Welt gekommen ist. Ich bewege mich mit ihm, er ist nicht *ein* Teil von mir, aber er nimmt noch *teil* an mir. Das Leben draußen kennt er nicht. Mein Bauch ist sein Universum, eine Gebärmutter sein Himmel, das lebenswichtige Fruchtwasser seine Luft. Atmet er? Wie kann man am Leben sein, ohne zu atmen? Wie funktioniert das für ihn? Meine Neugier endet hier. Ich habe keine Lust, mich weiter zu informieren oder mehr zu verstehen. Die Beziehung, die ich mit ihm unterhalte, geht nicht über das Wissen, und ich begreife, dass ich Wissen nur brauche, wenn etwas nicht stimmt. Vielleicht entsteht der Wunsch nach Wissen aus dem Abstand zwischen sich und der Welt? Ich hatte oft das Gefühl, und manchmal auf sehr heftige Weise, abgetrennt zu sein, nur als Zuschauerin am Geschehen beteiligt zu sein, ohne die Rolle zu kennen, die ich dabei hätte spielen können. Wie kann ich mit beiden Beinen auf der Welt stehen und mich in ihr zu Hause fühlen, ohne vom Außen aufgefressen zu werden, ohne auf meine Einzigartigkeit zu verzichten, auf das, was macht, dass ich kein Stein oder eine Pflanze bin, sondern jemand, der sich diese Frage stellt, ein Jemand *ganz einfach*? Das mag eine Banalität sein, aber es ist schwierig, ein Jemand zu werden, das erfordert Arbeit, da muss man Neuland betreten, und manchmal hat man schlicht keine Lust dazu, man möchte aufgeben, warum sich nicht einfach gehen lassen, passives Objekt werden, träge sein, die Zeit ihr Werk vollbringen lassen und nur das Nötigste zum Überleben tun? Sich in Ruhe lassen und den Kopf in den Sand stecken, sich mit dem Gewöhnlichen vollstopfen und warten, dass es vorübergeht, ohne viel zu leiden?

Die Schwangerschaft verschafft mir eine Atempause. Irgendwie eine unvorstellbare Sache, ich bin gefordert durch eine lebenswichtige Aufgabe, die nicht meinen eigenen Körper betrifft, ich bin nicht mehr nur ich selbst, ich werde zu einem Mittel; und was noch unvorstellbarer ist, ich fühle mich wohl dabei. Schwanger zu sein, erholt mich von mir selbst. Jemand füllt den Raum zwischen der Welt und mir, es ist ein komfortabler Sichtschutz, man schaut nicht mehr auf mich, sondern auf meinen Bauch. Und man gratuliert mir.

Ich schäme mich für das, was ich schreibe. Ein jahrzehntelanger feministischer Kampf, um schließlich einzugestehen, dass die bevorstehende Geburt meines Kindes mir die Stabilität gibt, die ich suche, seitdem ich auf der Welt bin. Mein Bauch ist groß und rund, ein Luftballon über meinem Gürtel. Der Blick der anderen hat sich verändert, egal wohin ich jetzt gehe, ich bekomme Aufmerksamkeit. Ich bin nicht einfach »eine andere«, ich bin jetzt eine andere »Interessante«, die sofort Wellen der Empathie auslöst. Die Blicke, die sich auf den Bereich unter meinen Brüsten richten, sind zart und respektvoll. Alle lächeln mich an, mit der Komplizenschaft derer, die Bescheid wissen, oder mit dem Neid derer, die gern an meiner Stelle wären. Ich verüble es fast denen, die gar nicht reagieren. Wie, Sie haben es nicht gesehen? Schauen Sie mich an, meine hervorstehenden Brüste und die massige Kugel meines Bauchs! Dieser Bauch, der mir überallhin zwei Schritte voraus ist, inspiriert Sie nicht zu einem Lobgesang?

Da dieser besondere Status sich nicht durch meine eigene Geburt begründet, sondern durch die bevorstehende einer anderen als meiner, hat sich mein jansenistisches Über-Ich mit dieser Situation auf das Wunderbarste angefreundet. Nicht mich bewundern Sie, sondern das Ereignis, das geschieht, also, schauen Sie mich an! Auf der anderen Seite ärgert mich die erzwungene Komplizenschaft; mich anschauen gerne, aber bitte im Stillen. Jeder, der sich auskennt, wird sich durch den Blick auf diese Kugel eingeladen fühlen, mir seine Erfahrungen mitzuteilen. Je mehr mein Bauch wächst, desto mehr werden jene, die Bescheid wissen, sich mir nahe fühlen und mir ihre eigenen Erfahrungen mit Elternschaft anvertrauen. Sie beginnen ein vertrauliches und ausführliches Gespräch; ich frage nichts, aber sie erzählen mir alles.

Ich stehe in der Warteschlange, um ein Paket abzuholen, ein Mann tritt zu mir: »Sie wissen schon, was da auf Sie zukommt?« Er zweifelt keine Sekunde, mir etwas Wichtiges mitteilen zu können. Er insistiert: »Es ist Ihr Erstes, nicht wahr?« Ich will ihm widersprechen. »Nein, das ist mein Viertes.« Sein Blick hebt sich ungläubig zu mir. »Aha! Dann wissen Sie es ja!« Ich lächele ihn selbstsicher an.

Stiefsöhne und Wiederverheiratung

Ich habe in der Tat drei schöne Jungen, die zu Hause auf mich warten. Ich sage, sie sind schön, da sie meine Stiefsöhne, wie es im Französischen heißt: meine beaux-fils sind, meine schönen Söhne mit einem Bindestrich. Ich habe Glück, denn sie sind wirklich schön. Aber es sind nicht meine Söhne. Jeder von ihnen hat eine Mutter. Ich bin die Stiefmutter, im Französischen: la belle-mère, die schöne Mutter, was mich weder zu einer schönen Frau noch zu einer Mutter macht. Ich bin diejenige, der man das Recht nicht streitig macht, mit dem Bereits-Vater zu schlafen, und der man mit knapper Not das Privileg zugestanden hat, mit demselben Mann noch ein Kind zu bekommen. »Vier, das sind viele«, seufzt er und streichelt unseren Sohn unter meiner Haut. »Nicht so laut, er wird dich noch hören!«

Seine Kinder sind nicht meine Kinder, aber die Hälfte der Woche leben wir unter demselben Dach. »Da ist ja die Stiefmutter!«, hatte er mir an dem Tag zugerufen, an dem ich gerade meine Kleider sorgfältig auf die Bügel seines Schranks gehängt hatte und meinen Einzug damit feiern wollte, in der schäumenden Badewanne Zigaretten zu rauchen. Er zeigte sich selbst gerührt von dieser symbolischen Thronbesteigung, die den Platz bestätigte, den ich in seinem Herzen einnahm (ein Platz, der einen nicht zu unterschätzenden Vorteil mit sich brachte im Fall, wenn es kein Kindermädchen gab); ich war beunruhigt angesichts dieser neuen Aufgabe, die ich mir möglicherweise zu leicht vorgestellt hatte,

und fühlte mit einem Schlag das Gewicht der Jahre auf meinen Schultern, wir hatten uns lange angeschaut, etwas verlegen wegen dieser neuen Formalität, wir hatten davor niemals von einer Lebensgemeinschaft oder Ehe gesprochen, hatten Jahre gebraucht, um unseren Status als »Paar«, und weitere Jahre, um unsere »eheähnliche Gemeinschaft« zu akzeptieren. Plötzlich war dieses Wort ausgesprochen, und ich fragte mich, was die Vorbedingungen für diese neuen Stellung war. Hat eine Stiefmutter, ebenso wie die First Lady Frankreichs, zwar keine klar vorgeschriebenen Aufgaben, muss aber in der Praxis Tag und Nacht an der Seite ihres Mannes arbeiten? War es zu früh, um über Gehalt und Spesen zu sprechen?
»Ich verlange nichts von dir«, hatte er mir gesagt und mir gerade in die Augen geblickt. »Du wirst genauso frei sein wie vorher.« Er wusste, wie man mit mir reden musste.

Ich kenne meine Stiefsöhne in- und auswendig. Ich kenne ihre Geschichte, ich weiß, wie ihr Leben vor mir aussah, ich erfuhr von der Geburt des Zweiten, das war, bevor alles anfing, und selbst als es einmal angefangen hatte, kam das Etikett der »Stiefmutter« niemals zur Anwendung. Ich wohnte nicht mit ihrem Vater zusammen, ich kannte nur die guten Seiten, unsere regelmäßigen Begegnungen waren nicht mit dem Alltag verstrickt, es war immer ein Fest, eine Überraschung für die Familie, fröhliche Ferien. Ich war keine Zuschauerin mehr und fand mich in einer neuen Rolle, in der ich die Liebe zu ihrem Vater, meine Fähigkeit als Animateurin und meine Lust, Mama zu sein, verknüpfte. Ich war nicht die Stiefmutter, ich war die »Geliebte von Papa«. Das war vorsichtiger. Denn ein paar Jahre später änderte ich vorübergehend meinen Status und wurde die »Ex von Papa«, aber die, deren Bauch leer geblieben war, und ich wusste nicht, auf welche Weise sich die Beziehung zu Kindern aufrechterhalten ließe, deren Mutter ich nicht war, auch nicht wirklich die Stiefmutter, auch nicht die Mutter ihres Bruders oder ihrer Schwester, aber sicherlich noch immer die Geliebte-von-Papa-aber-das-ist-kompliziert. Ich war noch keine Dreißig und hatte alles Mögliche in der Beziehung zu ihnen unternommen, die Art der Zärtlichkeit, die ich ihnen schenkte, war eine respektvolle Zärtlichkeit, die auf ihre Bedürfnisse als kleine Kinder achtgab, die ihre Mutter vermissten, wenn wir auf eine Reise gingen. Wobei ich mehr als alles darauf achtete, niemals den Platz einer Mutter einnehmen zu wollen, der mir nicht zustand. Ich habe alles unternommen, was ich konnte, und habe es geliebt, diese neue Rolle zu schreiben, für die es keine Partitur gab.

Der einzig wirklich schmerzhafte Moment kam, als ich mich von ihnen verabschieden musste, ihnen erklären, dass ich mich von ihrem Vater trennte, das aber nicht bedeuten sollte, ich ließe sie im Stich, man könnte sich sicher weiter sehen, wenn sie das wollten, und dass ich immer in ihrer Nähe bliebe, und mein Hals schnürte sich zusammen, denn ich wusste, dass ich sie so bald nicht wiedersehen würde, die Trennung von ihrem Vater war notwendig und das gute Verhältnis, das jeder von ihnen zu ihren Eltern hatte, ließ keinen Platz für Sonntagnachmittage mit ihrer Ex-nicht-mal-Stiefmutter. Ich zweifelte keinen Augenblick an der Notwendigkeit dieser Trennung, aber meine Entschlossenheit wankte, als ich sie ein letztes Mal umarmte. Ich werde niemals den stillen Blick vergessen, den der Zweite mir zuwarf, als er mir im Bett liegend beim Reden zuhörte, dann seine Brille runternahm, mir den Rücken kehrte und so tat, als würde er schlafen. Ich strich mit meiner Hand ein letztes Mal durch sein Haar, verließ das Zimmer und weinte mir auf dem Weg zu mir nach Hause alle Tränen aus dem Leib.

Ich wollte diesen beiden Kindern, die ich liebte und die ich nicht mehr wiedersehen würde, von diesem besonderen Abschied erzählen, doch die Ohren, auf die ich traf, die schon gut mit der Erzählung einer gescheiterten Liebe umgehen und sich leicht damit identifizieren konnten, blieben bei meinem Bericht verschlossen. »Du wirst sie wiedersehen, mach dir keine Sorgen«, hörte ich mich wiederholte Male sagen, aber ich hatte gerade das Herz eines kleinen Jungen gebrochen, weil ich ihm eine zweite Trennung in seinem so kurzen Leben als Kind bereits getrennter Eltern aufgebürdet hatte. Ich fühlte mich schuldig und egoistisch, unwürdig dieser Verantwortung, deren Tragweite ich erst wirklich in diesem Moment begriffen hatte. Die Trennung ging von uns beiden aus, wir hätten sie nicht zurückgenommen, um den Kindern das zu ersparen. Aber ihre Gegenwart lastete mit einem Gewicht auf unserer Entscheidung, wie ich es nicht erwartet hätte. Als ich fortging, verließ ich nicht nur einen Mann, ich verließ auch seine Kinder, das war mir noch niemals passiert, und so oft ich auch Serien schaue, Bücher lese oder im Kino Filme ansehe, ich habe keine Beschreibung oder Inszenierung der Art des Kummers gefunden, die eine Fast-Schwiegermutter erlebt, wenn sie sich von ihren wunderbaren Stiefkindern trennt.

Ich war also eine Ex geworden, eine Ex, die weiter mit ihrem Ex schlief, aber eine Ex ohne Absicht, Nachkommenschaft in die Welt zu setzen, eine Ex, die ihr Leben in eigene Hände nehmen wollte und die jede Woche ein paar Scheine in die Hand ihres Analytikers drückte, in der Hoffnung, das zu schaffen und die Probleme mit ihrer Mutter zu lösen (das eine hängt oft mit dem anderen zusammen). Ich war eine provisorische Singlefrau

und, ich muss es zugeben, unglücklich, eine zu sein. Ich sah die Kinder nicht, traf eines Tages zufällig den Zweiten auf der Terrasse eines Restaurants, wo er mit seinem Vater zu Mittag aß, er sprach immer noch kein Wort mit mir, aber dieses Mal war er in Tränen ausgebrochen und auf die Toilette gelaufen, um sich zu verstecken, und noch am selben Abend rief mich seine Mutter an, zum ersten Mal, seit alles begonnen hatte, und schlug mir vor, ihr Kind zu besuchen.
Ironischerweise war es zweifellos die neu gewonnene Distanz zwischen ihrem Ex und mir, die ihr diesen Anruf ermöglichte, zumindest aber erleichterte, für uns beide war es an diesem Abend »unser« Ex, ich war gerade erst dabei, wieder den Status der Geliebten zu finden. Monatelang hatten wir nur wenige Straßen voneinander entfernt gelebt, aber der eine ohne den anderen, sogar unsere Körper hatten sich schließlich voneinander entfernt, bis ich mir am Ende eingestehen musste, dass mich das, was mich unglücklich machte, nicht er war und auch nicht meine Mutter, sondern das Leben ohne ihn.

Das wurde mir am Morgen nach einer Party klar, auf der ich mit Leuten getanzt hatte, die ich nicht kannte, und einen Unbekannten geküsst hatte, der mir gefiel, und allein nach Hause gegangen war, um deprimiert festzustellen, dass ich kein Verlangen hatte, in anderen als in seinen Armen zu liegen, und mich kein anderes Leben als das seine interessierte, dass ich sogar Abscheu bei der Vorstellung empfand, neben einem anderen Körper als seinem aufzuwachen. In der Zeit unserer Trennung hatte ich mich gut amüsiert und mir alle möglichen Leidenschaften für andere Leute, »sehr gute« Leute, ausgemalt, und bin doch am Ende vor Langeweile und Ermüdung fast gestorben. Ich hatte mich von etwas anderem überzeugen wollen, hatte mir eingeredet, dass mein Leben ohne ihn besser wäre. Ich kämpfte gegen dieses Leben und feierte es als Sieg, als ich einmal betrunken nach einem Abend, den ich mit ihm bei gemeinsamen Freunden verbracht hatte, seine Einladung, die Nacht mit ihm zu verbringen, abgelehnt hatte und allein nach Hause gegangen war, stolz darauf und mich beglückwünschend, nun endgültig das zu Ende gebracht zu haben, was ich als Entfremdung empfunden hatte, um mich dann zugegebenermaßen ein wenig dämlich in den vier Wänden meiner kleiner Wohnung in meinem zu großen Bett wiederzufinden.

Drei Wochen danach rief ich ihn spätabends an und machte mit ruhiger und zitternder Stimme eine Liebeserklärung, die sein Anrufbeantworter nüchtern entgegennahm. Ich hatte keine Zweifel, vor allem aber erwartete ich nichts von ihm. Auch wenn ich alle meine Deckungen fallen gelassen und akzeptiert hatte, dass ich trotz aller meiner Unabhängigkeitsbestrebungen und all der guten Gründe, *nicht* mit ihm zu leben, dennoch *mit* ihm leben wollte, und dass mein ganzer Körper und mein ganzes Verlangen, ja mein Wesen mich zu ihm hintrugen und nur zu ihm, ungeachtet meiner Behauptungen, eine emanzipierte Frau zu sein, und trotz der endlosen Liste der Vorwürfe, die ich ihm tagtäglich in meinem Kopf machte, lag hier ein Sieg vor und zweifellos der fruchtbarste meines Daseins. Egal, wie er reagieren würde, ich hatte mein Verlangen offen bekannt und anerkannt, und war, obwohl ich nie verheiratet war, bereit, wieder zu heiraten. Fern von dem Gefühl, entfremdet zu sein, fühlte ich mich endlich frei und viel weniger allein.

Es braucht nur sehr wenig Zeit, um ein Kind zu zeugen. Unsere Trennung, die uns nur wegen des endgültigen Charakters, den wir ihr gegeben hatten, so lang erschienen war, reichte aus, dass ein dritter Sohn zur Welt kam. Die zwei Älteren bekamen einen kleinen Bruder, der von einer dritten Mutter geboren wurde, die natürlich nicht ich war. Habe ich mir in dem Moment, als ich wieder mit ihrem Vater zusammenkam, die Frage gestellt, ob drei zu viel ist? Zwei, das geht ja noch, aber drei, nein danke? Doch ich habe ja gesagt zu den Kinderwochenenden, zur WhatsApp-Gruppe der (Stief-) Eltern von Schulkindern, zu den gemeinsamen Weihnachtsessen im Kreise der Ex-Frauen und neuen Ehemänner. Die Wahl, mit ihm zu leben, war die Wahl für ein solches Leben, ein Leben ohne Langeweile, ohne Vorbilder und Gebrauchsanweisung, wo es ebenso viele Abschiede gibt wie Wiedersehen, wo das Erstellen von Zeitplänen ein Studium der Mathematik voraussetzt, und wo sich dir die Vergangenheit in Form eines kleinen Wesens in Erinnerung bringt, das sich das Hemd bekleckert, und einem ins Gedächtnis ruft, dass man nicht immer hier gewesen ist, aber jetzt ist man hier, um eine neue Rolle auszufüllen, und wenigstens eine Sache ist sicher, man ist nicht mehr allein - und würde am Ende alles dafür geben, auch nur vierundzwanzig Stunden lang ein paar Kilometer von zu Hause wegfahren zu können, um wieder die Vorzüge ein paar freier Stunden zu genießen, die nur das Alleinsein erlaubt.

»Drei? Aber du bist ja eine Heilige!«, rufen sie aus, wenn ich ihnen die Anzahl der großen Brüder meines zukünftigen Sohnes mitteile. Aber genau das Gegenteil ist der Fall. Eine Heilige zeigt kein Verlangen, oder anders gesagt, sie wird zur Heiligen, indem sie ihr Verlangen opfert. Ich aber weiß nur eines: Das Leben, das ich heute führe, habe ich gewählt. Und selbst wenn es mich verrückt macht, weiß ich, dass es das einzige ist, das zu mir passt.

An welchem Punkt ist mein Leben mit dem Objekt meiner Studie zusammengewachsen? Wenn es nicht vielleicht umgekehrt war? Ich, die ich immer davon geträumt hatte, Filme zu machen, um andere Rollen als die meine zu spielen (die mir unbegreiflich erschien), und die längst alle Absichten zu heiraten aufgegeben hatte, wurde auf diese Weise zur Autorin – und zur Hauptdarstellerin – einer Wiederverheiratungskomödie.
Je mehr ich in Chicago nach meiner Lektüre von Emerson den Versuch unternahm, theoretisch das Problem des gewöhnlichen Lebens zu formulieren (warum wird das Problem bei den Philosophen eigentlich nicht ernst genommen? fragte ich mich ratlos, als ich ein Thema für meine Doktorarbeit skizzieren musste, um ein Studium, das von Anfang an nur zweite Wahl gewesen war, zu rechtfertigen), desto stärker wurde sein Einfluss auf mich und umso weniger konnte ich es in Worte fassen. Ich errichtete zwischen dem Gewöhnlichen und mir Schutzschichten, die es für mich verdaulich machten. Ich arbeitete mit vollem Einsatz, ich lief jeden Morgen meine Runden, ging jeden Abend aus, aber sobald ich einmal innehielt, erschien erneut die Kakerlake auf meinem Kopfkissen.

Arnold Davidson hatte mir zur Vertiefung meiner Untersuchung die Arbeit von Stanley Cavell empfohlen, der in Harvard lehrte und der Emerson als ersten Denker des Gewöhnlichen bezeichnet hatte. *Auf der Suche nach dem Glück*: Der Titel seines Buches klang wie ein Versprechen, das ich allerdings zunächst ironisch aufnahm. Als ob die Philosophie glücklich machen könnte! Nein, Glück erwartete ich von dieser Seite nicht; vielmehr suchte ich die Hilfe eines vertrauenswürdigen Begleiters und die Bestätigung eines gut formulierten Skeptizismus, der, wenn ich es selbst hätte ausdrücken können, aus zwei Sätzen bestanden hätte: Die Existenz hat keinen Sinn, und lasst mich in Frieden das Leben genießen.

Worte für den ersten Satz gab es genug – das »Absurde« (die Welt wurde nicht erschaffen, um mir Freude zu bereiten), die »Kontingenz« (ich hätte nicht geboren werden können), der »Skeptizismus« (selbst wenn es einen Sinn gäbe, ich werde ihn nicht erkennen können). Das Genießen dagegen schien nicht die erste Sorge der Denker zu sein, die mir bekannt waren. »Man versucht sich im Genießen und im Erfahrungen machen«, hatte ich in *Hochzeit des Lichts* gelesen. »Aber das ist eine Haltung des Geistes«, fügt Camus hinzu. »Es bedarf einer seltenen Berufung, um ein Genießer zu sein.«

Dass der Genuss eine Frage des Charakters und nicht der Entscheidung ist, fand meine Zustimmung. Denn das unterscheidet ihn von der Freude. Von Aristoteles bis zu Spinoza hatte mich das Lob der Freude zutiefst gelangweilt. In den Schriften dieser Autoren wurden die Freude, die Glückseligkeit oder auch der Frohsinn als höchstes Ziel des Daseins dargestellt. Ich sah darin eine pompöse und weihevolle Resignation, eine Hymne nach Art von Beethoven, die Gelegenheit, Zymbeln zu schlagen und aus vollen Kehlen zu schmettern, eine Weise, die feinen Nuancen der Wirklichkeit plattzumachen und ihr den Hals umzudrehen, um sie in die große Brüderschaft der Freude aufnehmen zu können.

Eines aber haben diese Anhänger der Freude vor allem gemeinsam: Sie sind große Verächter des Glücks. Weil es vergänglich ist, ist das Glück lachhaft. Muss man unwissend sein, um hinter etwas Vergänglichem herzulaufen? Das Glück bedeute nichts, wiederholten seine Kritiker, es sei nur ein Wort, das nur eine (und immer nur vorübergehende) Unterbrechung unseres Unglücks bezeichnet. Von denen ganz zu schweigen, die das Glück mit dem Vergnügen verwechseln und so dem Besten des Daseins den Rücken kehren: der Ausübung der Vernunft. Denn ja, die Philosophien der Freude stellen diese als eine rationale, meisterhafte und endgültige Lebensentscheidung dar. Von nun an werde ich fröhlich sein, denn ich habe es entschieden! Sehen Sie, wie ich lächle, wie alles an mir abgleitet und mich nicht betrifft, ich stehe auf der Seite der fröhlichen Weisheit und begegne jedem widrigen Umstand mit der geforderten Distanz, um nicht darunter leiden zu müssen ... Aber der Fröhliche genießt nicht, er ist zu sehr mit Lächeln beschäftigt; im besten Fall erfreut er sich, was nur ein halbes Genießen ist, ein aufgewärmtes Genießen, ein Ja in Form eines erstickten Stöhnens, warum genießen, wenn man in der Freude leben kann? Warum sich nur ab und zu vergnügen, wenn man *für immer* fröhlich sein kann? Die Freude kennt keine Launen. Das macht sie so trostlos. Ohne Geruch oder Geschmack, erträgt sie weder Zwischenfälle noch Stimmungsschwankungen und verdirbt mir den Appetit.

Ich schätze im Gegenteil die Unvollkommenheit des Glücks, die Tatsache, dass es meist mit etwas vermischt ist, dass es immer besser sein kann und den Vergnügungen nicht den Rücken kehrt. Das Glück bedeutet Nuancen, ist voller Umschwünge und Wendungen und zieht seine Daseinsberechtigung aus dem dauernden Wechselspiel mit seiner Schwester, der Traurigkeit. Ich war davon überzeugt: Ohne die Abwechslung von Glück und Traurigkeit, aus der unser Dasein besteht, wären wir nur armselige Genießer. Aber von da bis zu dem Gedanken, dass die Lösung sich zwischen zwei Buchdeckeln findet ...

Auf der Suche nach dem Glück, so also hieß das Buch, dessen Untertitel: »Hollywood oder die Komödien der Wiederverheiratung« der mit ihrem Fach im Clinch liegenden Studentin der Philosophie gefiel. Auf dem Umschlag posierten Cary Grant und Irene Dunne in Hochzeitskleidung, ihre rechte Hand nach oben wie zum Schwur erhoben und auffallend mit den Augen zwinkernd, als wollten sie die eheliche Verbindung, die sie gerade vor dem Gesetz eingingen, gleichzeitig wieder annullieren.
Ich machte mich bekannt mit diesen Star-Paarungen, über deren Trennungen und späteren Wiedervereinigungen jeder Film erzählte, die der Philosoph ausgewählt hatte. Ich schaute mir *The Philadelphia Story*, *Adam's Rib* und *His Girl Friday* mehrere Male an und fragte mich, welcher der beiden, James Stewart oder Cary Grant, der Unwiderstehlichere war. Ich machte Bekanntschaft mit Katharine Hepburn, die ich um ihre Unabhängigkeit und Entschlossenheit beneidete, um schließlich nach stundenlangem Betrachten in unserer immer noch leeren Wohnung (trotz der aufeinandergestapelten Holzpaletten, die mir als Schreibtisch dienten) zu verstehen, dass das gewöhnliche Leben genau das ist, was im Kino nicht vorkommt. Wenn diese Filme mich zum Träumen brachten, dann aus dem Grund, weil sie mich dazu einluden, an einem universellen und im Laufe eines Menschenlebens häufig wiederkehrenden Problem

teilzuhaben (die Trennung), indem sie es von seiner schönsten Seite darstellt: kein Leerlauf, keine Kinder, also auch kein gemeinsames Sorgerecht (obwohl dieses Problem in dem Film *The Awful Truth* auftaucht, allerdings betrifft es da einen Hund), maßvoll geschriebene Schimpftiraden und, *last, but not least*, ein Happyend.
In den Fällen, in denen alltägliche Dinge im Drehbuch auftauchten (Wäsche waschen oder Abendessen kochen), geschah dies immer in der Absicht, daraus *etwas anderes* zu machen. Das brachte mich auf eine ermutigende Spur: Was wäre, wenn mein Problem mit dem gewöhnlichen Leben auf meiner Unfähigkeit beruhte, daraus *etwas anderes* machen zu können? Das gewöhnliche Leben verstanden als all die Momente, die beim Filmschnitt herausfielen, die Augenblicke, bei denen sich die Drehbuchautoren nicht aufhalten, die vielen Leerstellen, die eine Szene von der nächsten trennen, die verlorenen Stunden, die Schwere der Stille, die Sterilität des Geplauders, alles, was in einem guten Drehbuch nichts zu suchen hat, deren Entbehrlichkeit selbst entbehrlich ist, also alles, was den Großteil unserer Leben ausmacht? Was macht man mit diesen Lebensmomenten, die zu nichts nütze sind, in denen die Langeweile keine kreativen Energien weckt und die keinerlei Erholung bringt? Wir warten mit verschränkten Armen und sehnen uns nach einer Welt, wo es genügt, auf einen Knopf zu drücken, um alles auf Pause zu schalten.

Die Herrschaft des Lichts

Ich muss an ein Gemälde von Magritte denken, das mir in der Peggy-Guggenheim-Collection in Venedig so sehr missfallen hatte. Auf der Leinwand ein von einer Laterne schwach angeleuchtetes, graues Haus, das Licht der hereinbrechenden Nacht kontrastiert stark mit dem blauen Himmel in der oberen Hälfte des Bildes. Alles auf diesem Gemälde wirkt düster, Schatten wie Licht, zwei beleuchtete Fenster hinter dem riesigen schwarzen Baum, der sich deutlich gegen die weißen Schäfchenwolken abhebt. Ich sehe dort die Sonne, wie sie um fünf Uhr nachmittags in einer kleinen Seitenstraße von der Wintersonnenwende erdrückt wird, und kann ein Gefühl des Ekels nicht unterdrücken. Ich bin nicht einmal beeindruckt vom fantastischen Charakter der Szene (der blaue Himmel passt logischerweise nicht zu dem Halbdunkel der Straße), so sehr erscheint mir das Ganze gleichermaßen abstoßend.

Ich erfahre, dass der Künstler mehrere Variationen dieses Gemäldes gemalt hat, die er *Die Herrschaft des Lichts* genannt hat. Doch nur eine einzige Version genügt mir, um meinem Unbehagen auf die Spur zu kommen angesichts dieser eigentlich absolut gewöhnlichen Szene, in diesem Fall einer Szene, in der nichts passiert. Das Genie von Magritte besteht darin, hier für die Ewigkeit einen Moment eingefroren zu haben, in dem nichts passiert. Aber warum ein solches Missverhältnis zwischen der Banalität des Dargestellten und der Heftigkeit meiner Ablehnung? *Anywhere out of the world!*, bitte ich mit Baudelaire, dem nicht die Chance gegeben war, die Wiederverheiratungskomödie zwischen einem riesigen krabbelnden Insekt und einer Holzpalette zu erleben.

Der letzte Kreuzzug

Die Lektüre von Cavell erwies sich als schwierig. Alles geschieht so, als hätten wir unsere normale Beziehung zu den Dingen, zu uns und zu der Welt verloren, erklärt der Philosoph. Durch das Gewöhnliche, denkt Cavell, wird die Nähe zu uns selbst zerbrochen und der ruhige Fluss, der uns mit der Welt verbindet, gestört. Und es liegt an diesem Gefühl des Verlusts, dessen, was dennoch immer noch da ist – das Gewöhnliche –, das das Paar zur Trennung führt. Ich blätterte hektisch durch die Seiten, unterstrich die Sätze, die mir bedeutend erschienen, ohne dass ich sie verstand. Warum war eine vorausgegangene Trennung die Voraussetzung einer gelungenen Ehe? Und wenn das Gewöhnliche etwas Verlorenes bezeichnet, welchen Sinn hatte es dann, davor zu fliehen? »Die Aufgabe der Philosophie ist es, uns zu uns selbst zurückzubringen«, fährt er fort, ohne zu sagen, wann die Trennung stattgefunden hatte. War die Philosophie eine Wiederverheiratung mit sich selbst? In der besten aller Welten vielleicht, aber nicht in meinem Fall. Ich ließ nicht locker: Der Begriff des »Gewöhnlichen« musste etwas anderes beinhalten als nur einen Fluchtpunkt. Ich suchte eifrig nach einer Definition des Begriffs in dem Werk Clavells, fand aber nichts. Dann frag ihn doch einfach selbst. Ich nahm das Flugzeug nach New York und von dort den Bus nach Boston und klingelte unter einem grauen Märzhimmel an seiner Tür. Mr. Davidson hatte meinen Besuch avisiert, Clavell begrüßte mich herzlich, nahm seinen Hut und schlug vor, Mittagessen zu gehen.

Während er sich geduldig über den Sushiteller hermachte, den er für uns beide bestellt hatte (die ersten in meinem Leben), fasste er für mich den Inhalt seiner Analysen zusammen und schälte dabei Garnelen. Ich wollte nichts von dieser flüchtigen Nähe mit dem Philosophen verpassen, der so viele Jahre über das gearbeitet hatte, was mich beschäftigte. »Er weiß es!«, sagte ich mir immer wieder, während ich beobachtete, wie er sich seinen Mund mit einer Papierserviette abtupfte, seine klare Sprechweise, die merkwürdig sanfte Stimme. Er weiß es, nur er allein weiß es, und bald werde auch ich es wissen. Ich wagte nicht, den Mund aufzumachen. Es dauerte, bis wir das Restaurant verließen und langsam zurück zu seinem Haus gingen, bis ich den Mut fand, ihm die Frage zu stellen, die mich bis zu ihm gebracht hatte. Seine Antwort war unmissverständlich: »Oh but you see ... Das Gewöhnliche ist kein Konzept. Es ist wie eine Suche.«

Ich war mit Indiana Jones Mittagessen, und der Gral war weiter entfernt denn je.

Das tägliche Leben: Gebrauchsanweisung

Alles ist für diese paar Stunden vorbereitet. Der Koffer für die Entbindungsstation unter dem Babybett, die Sachen ausnahmsweise sorgfältig gepackt. Meine Kleidung auf der einen Seite, die Strampler, die winzigen Söckchen und die zusammengefalteten Windeln auf der anderen. Das ist kein Koffer zum Verreisen, sondern zum Empfangen. Ich bin gezwungen, mein häusliches Universum als zukünftigen Wohnraum eines anderen als mich selbst zu betrachten. Es beginnt die Herrschaft der Gegenstände, das alltägliche Leben rückt in den Vordergrund und zerstreut – vorübergehend – mein übliches Unbehagen. Der Alltag ist eine Festung, von der ich verlange, mir die Ruhe zu verschaffen, die mir fehlt.

Wenn das Gewöhnliche mich benommen macht, ist das Alltägliche für mich sanfter; sein Reich ist die geordnete Welt der Gegenstände und der Wiederholungen, die mir je nachdem willkommenen Trost spendet oder eine ungeheure Mattigkeit auslöst. Vor allem hat es den wertvollen Vorteil, immer wieder nach meinen Wünschen veränderbar zu sein. In Paris lebe ich nicht, wie ich in Chicago, Lyon oder Straßburg gelebt habe; ich verweigere mich wie ein Teenager den Routinen und Gewohnheiten, ich bemühe mich (Aberglaube oder Zwangsvorstellung?), die Wege im Jardin du Luxembourg nicht zweimal hintereinander in derselben Richtung zu laufen; ich ziehe um, ich reise, ich arbeite, ich renne, ich klettere, ich tanze, ich esse, ich trinke, ich rauche, ich genieße, ich schlafe, ich lasse mich hängen, ich reibe mich auf, ich optimiere mich, ich begeistere mich, ich verletze mich, ich singe und mir wird wieder jedes Mal übel beim Geschaukel der Geschirrspülmaschine.

Und ich sehe aus wie alle anderen. Ich sehe aus wie die alterslose Frau, die ich an ihrem Fenster beobachte, wo sie hinter einem Topf mit Begonien steht, eine Haube auf dem Kopf, einen flachen Schwamm in der Hand.

Auch sie ist überfordert. Sie füllt das mühselige Aufwachen auf ihre Weise aus, die Hand, die auf dem Nachttisch nach der Brille sucht, der fragende Blick zu den Gardinen, welche Farbe der Himmel wohl heute hat? Der Kopf hebt sich vom Kopfkissen, sie stützt sich auf den Ellbogen, die Hand liegt flach auf dem Bett, der Körper dreht sich, die Füße in senkrechter Stellung auf der Matratze, die Füße auf dem Boden, die Zehen in den Hausschuhen, der Blick starr auf den Boden gerichtet, sie ist bereit, sich dem Tag zu stellen. Die Schritte zum Bademantel, der Gürtel muss geknotet werden, der Türknauf gedreht, der Flur durchquert, der Fischgeruch in der Küche, das Brot unter dem Geschirrtuch, die Margarine im Kühlschrank, die Tropfen des Teebeutels auf dem Wachstuch, die Serviette, die über den Mundwinkel streicht, die Kurznachrichten aus dem Radio, die Tasse, die gewaschen, das Messer, das geputzt werden muss, das Leben, das nicht stillhält, das Badezimmer, der Wasserhahn, die Risse in der Seife, das feuchte Handtuch, der Blick in den Spiegel, die Haut, die Härchen, die Flecken, die Lippen, der Kamm, die Zahnpasta, das Anziehen, die Schürze, das Putzen, die Pflanzen am Fenster gießen, den Blumentopf abwischen.

Wo ist der Unterschied zwischen ihrem Leben und meinem? Ich erledige alles schneller. Aber ich fülle auch aus. Das Einzige, das bleibt, wenn man alles geändert hat, ist eine feine Spitze, die uns ans Dasein nagelt und uns daran erinnert, dass wir, selbst wenn wir alle Schatzkammern unserer Fantasie öffnen, um aus unserem Alltag einen unvorhersehbaren und aufregenden Spielplatz zu machen, nicht den verfließenden Sekunden entgehen, noch den Tricks entkommen können, die wir brauchen, um uns die Illusion zu geben, das Heft in der Hand zu halten.

Daher versuche ich, mit dem Alltag einen Nichtangriffspakt zu schließen. Das Problem mit dem täglichen Leben ist, dass die Sorgen dort niemals schwerwiegend sind. Es sind keine Katastrophen, eben nur kleine Spitzen, »häusliche Dornen« (das Wort stammt von Montaigne), die aber tückisch sind, weil sie unvorhersehbar, immer wiederkehrend und unvermeidbar sind. Ein verstopfter Abfluss, ein Dach, das repariert werden muss, genügen, und schon stürzt das Kartenhaus der Harmonie ein. Wir sind so unwichtig. Häusliche Sorgen sind Dramen im Morgenmantel. Immer wieder diese Sätze (»Wer möchte einen Tee?«), Gegenstände (ein leicht angebrannter Korkuntersetzer) oder ein Vorfall (»Ich habe schon wieder meine Schlüssel verloren, kannst du mir bitte aufmachen?«), die die dicke Matratze der Verleugnung durchlöchern, die – wie ich dachte – mein häusliches Universum umhüllt. Wenn das Schlingern zu stark wird, klammere ich mich an diese Dornen wie an

einen Ast, um nicht fortgeschwemmt zu werden, doch kaum bin ich wieder in ruhigem Wasser, werden sie zu Nadeln, die ätzende Säure unter meine Haut spritzen. »Was für eine zarte Sache das Leben doch ist«, fügt Montaigne hinzu, und auch wenn der Alltag mir zeitweise hilft, den Geschmack am Leben zu erhalten, haben seine Dornen schnell das Tuch zerrissen, das ich sorgfältig über das gedeckt hatte, was ich nicht sehen wollte.
Es ist nur ein Katzensprung von den häuslichen Dornen zu den Splittern des Daseins. Ich greife lieber zu Baseballschlägern.

Unmerklich nistet sich der Alltag ein. Erobert das Terrain. Wird zur Festung und ersetzt die Welt. Der Kopf ist voller Sachen, die zu erledigen sind, Einkaufslisten müssen geschrieben werden und der Boden geschrubbt. Ich finde mich damit ab und fasse den Entschluss, keinen Unterschied mehr zwischen dem Alltag und dem Leben im Allgemeinen zu machen. Und plötzlich ist nichts wichtiger als die Farbe der Tapete im Kinderzimmer und der Einbau des Fensters mit Doppelverglasung, um das Baby vor dem frühmorgendlichen Lärm der Müllabfuhr zu schützen. Ich werde zum Ajatollah des Alltags und erledige jede Tätigkeit mit der Erleichterung, etwas zu tun, und der Befriedigung, es geschafft zu haben. Der Alltag ist mein Königreich, ich lasse meinen

Blick darüber schweifen, kritisch und glücklich zugleich, mit dem Auge des Schöpfers. Gut gemacht, Künstler!, beglückwünsche ich mich im Stillen, während ich mein frisch aufgeräumtes Heim betrachte. Kein Trödelkram, der nicht meine Zustimmung findet. Die Ajatollahs des Alltags sind nicht immer manisch: Auch die Unordnung kann etwas Tröstliches haben. Die Ordnung des Alltags liegt im eigenen Blick, es ist der Spiegel des Betrachters. Es schließt weder die Fantasie noch die Nachlässigkeit aus, entscheidend ist, dass sein Besitzer es billigt. Wenn die Welt Angst macht, ist der Alltag ein Zufluchtsort, ein Leben im Kleinen, das die Hochzeit des Nützlichen und Angenehmen feiert. Hausfrau sucht Fenster zum Putzen.

Ich weiß nicht, wo ich landen werde, aber schon überrasche ich mich beim Summen einer Melodie, wenn ich die kleine Decke mit den Sternchen über das saubere Leintuch seiner Wiege breite. Das Öl, um sanft den Babypopo zu reinigen, die kleinen quadratischen Wattepads in dem dafür vorgesehenen Topf, das flaumige Mützchen und das Kuscheltier, alles fein um den Wickeltisch drapiert, diesen Altar, an dem ich mich anschicke, meine Einsamkeit und meine Ironie zu opfern. Das Abenteuer liegt in den Details, mein Körper, der sich nach vorne beugt, um ein Geschirrtuch vom Boden aufzuheben, trägt einen anderen Körper in sich, und meine Hand kann den Boden nicht erreichen, mein Bauch hindert mich daran, ich lege meine Hand auf das Hindernis und muss über mein Lächeln lächeln, und eine sanfte Euphorie steigt in mir auf im Gedanken an den lang ersehnten Unbekannten, und ich begrüße diese Veränderung meines Körpers als das schönste Antidot gegen den Überdruss.

Wie wird das Danach aussehen? Ich warte auf ein Ereignis, das ich nicht vorhersehen kann, von dem ich weder die genaue Stunde kenne noch das Datum oder die Umstände. Ich weiß nur, dass es passieren wird. Ich kann mir nicht vorstellen, wer du bist – und siehe da, zum ersten Mal spreche ich dich direkt an. Ich kann mir nicht vorstellen, wie es ist, zu gebären, wie es ist, dich in den Armen zu halten, mir kommt kein Bild. Deine Geburt wie mein Tod sind mir unvorstellbar, es gibt da überhaupt keine Erfahrung. Ich kenne dein Gesicht nicht, nicht den Geruch deiner Haut, ich weiß nicht, wie deine Stimme klingt und trotzdem liebe ich dich bereits. Man kann also lieben, ohne zu sehen? Aber was liebe ich? Nicht allein die Idee, die ich mir von dir mache. Eine Liebe, die der Begegnung vorausgeht, gibt es so etwas? Eine unzweifelhafte und unbedingte Liebe, die völlig unabhängig vom Aussehen oder den Eigenschaften der Person ist. Zum ersten Mal sind es keine leeren Worte.

Die Liebe, die man seinem Kind entgegenbringt, gleicht nicht immer der Liebe, die man für die Person empfindet, mit der man das Kind gezeugt hat, aber wenn das passiert, verwandelt sich das Schlafzimmer in ein Schwimmbecken voller rosa Wolken. Ich bin von Hormonen überflutet, ein Barbapapa-Filter hat sich über die Wirklichkeit gelegt, meine glücklich machende Ungeduld bildet einen Schutzwall, und ich gebe mich ihr voll und ganz hin. Ich frage mich nicht, wie ich es schaffen werde, frage nicht andere, die Bescheid wissen, um Rat, und meine Heiterkeit überrascht mich. Ich werde dich kennenlernen, und du wirst es mich lehren, ich werde nicht tun, was man tun muss, sondern das, was du brauchst. Und dann? Keine Ahnung.

Rein ins Abenteuer!

Nach Frankreich zurückgekehrt, war ich frustriert darüber, bei den Autoren, die mich über so viele Jahre begleitet haben, keine zufriedenstellende Definition des Gewöhnlichen gefunden zu haben, und da ich bestrebt war, das selbst zu tun, unternahm ich den Versuch, Déformation professionnelle, ein eigenes Konzept zu entwickeln. Wenn Frieden nur durch Kampf erreicht werden kann, war ich bereit, im Duell mit dem Gewöhnlichen dies nur mit einer einzigen Waffe zu tun, der Sprache. Das war keine überdachte Entscheidung, es war vielmehr ein Abwehrreflex gegen ein Thema, von dem ich besessen und das buchstäblich nicht zu fassen war.

Ein Konzept beruhigt: Es ist ein Versprechen auf eine künftige Arbeit und eine Möglichkeit, das, was man nicht zu fassen bekommt, auf Distanz zu halten. Da das Gewöhnliche mir schon zu sehr auf den Pelz gerückt war, als dass ich seine Konturen deutlich hätte erkennen können, machte ich es wie ein Kurzsichtiger, der einen Schritt zurücktritt, um das Gesicht des Gegenübers besser sehen zu können.
Ich beschloss, einen Aufenthalt im Ferienhaus unserer Familie zu nutzen, um mich an die Arbeit zu machen und einen »Essay über das Gewöhnliche« zu verfassen. »Über was?« – »Über das Gewööööhnlichee!«, schrie meine Großmutter meinem Großvater ins Ohr, der rein gar nichts hört, wenn seine Hörgeräte nicht eingeschaltet sind. Vor dem verstörten Blick ihres Mannes hob sie hilflos die Hände in die Luft. »Was willst du auch erwarten«, sagte sie mir mit einem verzweifelten Seufzer, »er hat seine Ohren nicht angezogen.« Mein Großvater hat nicht nur kaputte Trommelfelle, seit dem Algerien-

krieg trägt er auch ein Glasauge. Als ich klein war, hatte ich ihn einmal überrascht, wie er seine Prothese herausnahm, um sie zu reinigen. Ich lauerte hinter der Tür auf den Moment, in dem ich endlich hinter die Kulissen *sehen* konnte. Wie sieht das aus, wenn ein Auge fehlt? Als schließlich seine Hand das auswechselbare Organ in eine kleine Schachtel legte, konfrontierte mich das Spiegelbild seines Gesichts mit der nackten Realität. Und was sah ich? Nichts. Es gab, genauer gesagt, *nichts zu sehen*, kein Loch, kein Pforte in eine andere Welt, nur eine rötliche Schleimhaut, die mir keinen Schrecken einjagte und die mir nichts sagte, außer dass da alles offen lag vor *meinen* beiden Augen, ohne jedes Geheimnis, ohne ein Jenseits, die nackte Realität eben. Das Glasauge verbarg nichts, es zeigte nur, dass es nichts anderes *zu sehen* gab.

Ich stellte einen Plastiktisch und einen Sonnenschirm zwischen ein paar Rebstöcke auf die Spitze des Hügels, genau gegenüber unserem Haus. Das dumpfe Geräusch rollender Reifen im Kies kündigte neu ankommende Gäste an. »Ich werde sie später begrüßen«, sagte ich mir, jetzt war es Zeit für die Arbeit. Der Südwind ließ das Segeltuch des Sonnenschirms über meinem Kopf flattern wie ein hektisches Blinzeln von Augenlidern. Ich schob meinen Stuhl zurück, um meine Beine aus dem feuchten Schatten unter dem Tisch zu befreien, zog meinen linken Fuß nach oben, bis die Ferse meinen Po berührte, das Knie auf Kinnhöhe. Vor mir, inmitten des Sonnenblumenfelds erblickte ich die groß gewachsene Gestalt meines Vaters, mit einem Strohhut auf dem Kopf und meinem laut lachenden Neffen auf seinen Schultern. Ich klappte meinen Laptop auf, atmete tief ein und wollte gerade zu schreiben beginnen ... als das Telefon klingelte.

»Und, wie geht es dir?«

Der Satz kam wie ein Fallbeil.
Sie rief nur wegen einer Kleinigkeit an, und ich, in der naiven Annahme, dass unser Vertrautheitsgrad so gut war, dass man sich einfach so nur ein paar Minuten unterhalten konnte, ohne sich über alle Details unserer Leben austauschen zu müssen, notierte sorgfältig die Ankunftszeit ihres Zugs in der kommenden Woche und wollte schon wieder auflegen, als der Satz wie eine Stricknadel in mein Ohr fuhr.
»Und, wie geht es dir?« – Was kann man auf diese Frage antworten? Ich versuchte, auf dem Koordinatensystem meiner Gefühle diesen Moment so genau wie

möglich zu inventarisieren. Die offensichtliche Begeisterung, mit der sie diese Frage stellte (kann man eigentlich eine Frage *stellen*, wie man etwas auf einen Tisch stellt?), konnte ihre erdrückende Feierlichkeit nicht verdecken, sie war weniger an der Antwort interessiert als an der Verpflichtung, diesen Satz auszusprechen, eine Verpflichtung wie: Du *musst* den Zebrastreifen nehmen, wenn du auf die andere Straßenseite willst.

Aber das Beste vom Schlimmsten lag nicht im Konventionellen der Frage. Was mir jedes Mal so unerträglich erscheint, wenn meine Mutter mir diese Frage stellt, dass hinter diesem obligatorischen Satz immer eine aufrichtige Fürsorge um meinen Zustand steckt. Sie will wirklich wissen, *wie es mir geht*, und zwar nicht nur in dem Moment, in dem wir miteinander reden, sondern ganz allgemein, ob ich mit meinem Leben klarkomme, ob ich glücklich bin, ob ich auch kämpfe, *wie es sein muss*, ob ich nicht depressiv bin. Aus diesem Satz höre ich das geschärfte Bewusstsein ihrer Verantwortung mir gegenüber, was mir sofort jede Möglichkeit nimmt, auf die Frage eine negative Antwort zu geben. Mit »gut« zu antworten, wäre in vielen Fällen gelogen, aber mit »schlecht« zu antworten, hieße eine Katastrophe auslösen. Die eigentliche Frage lautete nicht: »Wie geht es dir?«, sondern: »War ich eine gute Mutter?« Ich ziehe mich normalerweise mit einem »Geht so« aus der

Situation, um so neutral wie möglich anzudeuten, dass ich das nicht weiter erörtern will.

Aber sie braucht mehr. Sie kann sich nicht damit begnügen. Sie braucht Fakten, Informationen, Daten, um sie in ihre Tabelle einzutragen, die Probleme auf der Abszisse und die guten Nachrichten auf der Ordinate, um die Kurve meines Wohlbefindens auf dem Bildschirm ihrer Sorgen darzustellen. Sie greift sich dazu ein Bruchstück einer Nachricht heraus, die sie mir in der vorangegangenen Woche geschickt hat, in der Hoffnung, ein Gespräch in Gang setzen zu können. Wie war dein Termin bei der Dermatologin? Wie fandest du den Film? Hast du dein Fahrrad repariert? Und ich muss den Ball im Flug ergreifen, mich all meiner Sorgen und unausgesprochener Gedanken entledigen, damit sie mein Leben anhand der Fakten, aus denen es sich zusammensetzt, durchschauen kann.

Ich könnte diese neue Frage als Gelegenheit zu einer Unterhaltung wahrnehmen, erzählen, statt nachzudenken, den Fluss endloser Fragen vorübergehend unterbrechen, das Stellen einer Frage mit einer im existenziellen Strom willkommenen *Pause* beantworten, aber genau das Gegenteil passiert. Denn ohne es auch nur zu ahnen, war sie dabei, mich mitten in mein Thema zu führen, was das Gespräch für mich äußerst ärgerlich machte. Dass etwas Unbedeutendes Gegenstand einer Befragung und Ausgangspunkt einer Diskussion werden kann, macht es zu einem *Ereignis*, es tritt die Herrschaft des *Interessanten* an, es ist kurz davor, *wichtig* zu werden, und in diesem Moment zerbricht auf der Stelle die Barriere, die ich geduldig zwischen mir und dem täglichen Leben aufgerichtet habe.

Wenn ich auf die Frage »Wie geht es dir?« ungeschickterweise mit »schlecht« antworte, wäre die Reaktion ein gleichermaßen mitfühlendes, moralisierendes und misstrauisches »Warum?«. Das leichte Tremolo in ihrer Stimme lässt darauf schließen, dass das Vorhandensein eines Problems erkannt und der Ton der Lage angepasst wurde. Die Betonung auf der letzten Silbe lässt das Warum in der Luft hängen und öffnet einen Raum des Fragens, der bereits erkennen lässt, dass die Dinge nicht *so* schlecht laufen dürfen, und der allgemeine Ton des Bedauerns weist sehr deutlich darauf hin, dass es besser gewesen wäre, wenn es nicht so wäre, wenn ich vorher anders hätte gehandelt hätte, um es nicht zu dieser Situation kommen zu lassen, die vor allem unangenehm, aber noch nicht aussichtslos sei – wobei das Unangenehme aus der Schwierigkeit resultiert, wichtig, eine gesunde Ernährung aufrechtzuerhalten, regelmäßig Sport zu treiben und sich zu einer festen Zeit schlafen zu legen; eine Mutter ist eine Mutter.

Wenn allerdings die Lage objektiv betrachtet ernst wird (das heißt bei einer lebenswichtigen Gefahr: eine unheilbare Krankheit, ein Todesfall oder ein Obsthändler, der an diesem Tag nicht auf dem Markt ist), ist die misstrauische Distanz nicht mehr gerechtfertigt, und das Mitgefühl darf angesichts eines Dramas, das endlich seinen Namen verdient, ungebremst auflodern. Dann ist nicht mehr der Ton, sondern vielmehr das Schweigen unerträglich, denn es ist ein Schweigen, in das sich im Telefonhörer erstickte Schluchzer mischen: »Siehst du, wie ich mich zwinge, nicht zu heulen, damit du nicht denkst, ich verliere den Boden unter den Füßen und bin vom Schmerz überwältigt!« Während in Wirklichkeit solche stillen Schluchzer, weit entfernt davon, echte Fürsorge auszudrücken, nur die Unfähigkeit enthüllen, Mitgefühl anders auszudrücken, als zu verstehen zu geben, dass die Schwere des Ereignisses jeder *erwartbaren* Antwort entbindet.
Ich beendete das Gespräch und sagte mir, dass auf meiner Suche nach dem Gewöhnlichen die Sprache ebenso mein Verbündeter wie mein Feind war. Das war immerhin ein Anfang.

Ich legte mein Telefon beiseite, trank einen großen Schluck und beschloss, Emersons Ratschläge genau beim Wort zu nehmen. »Ich frage nicht nach dem Erhabenen, dem Fernen, dem Romantischen ... Ich begrüße das Gewöhnliche, will das Alltägliche und Niedere erkunden und zu seinen Füßen sitzen.

Mein Bauch begann zu knurren, ein Zeichen, dass ich Hunger hatte, das Geräusch war deutlich zu hören, ein funktionales Magenknurren, das die Höflichkeit besaß, gleich wieder zu verschwinden. Das Hungergefühl lag in mir wie ein schwerer Stein, und ich wollte meinen Magen überlisten, indem ich meine Trinkflasche zur Hälfte leerte. Das Alltägliche erkunden und zu seinen Füßen sitzen ... Ich schlug die Beine übereinander, die Hitze legte sich wie eine drückende, unsichtbare und brennend heiße Liane über mich und klebte mir die Schenkel zusammen. Ich trank noch einen Schluck Wasser und begann, »meinen« Essay zu schreiben. Ein Konzept beginnt mit der Definition. Doch ich fand nicht das passende Wort. Ich löschte den Begriff »Definition« und ersetzte ihn durch »Beschreibung«.

Im allgemeinen Sprachgebrauch wird das Wort »gewöhnlich« als Adjektiv gebraucht, für etwas, das keine auffälligen Merkmale aufweist. Ein gewöhnlicher Tag wird morgen vergessen sein; ein gewöhnlicher Mann zeigt keine besonderen Charakterzüge; ein gewöhnliches Croissant ist einfach nur ein Croissant, ohne etwas darüber hinaus, ein Croissant, das sich damit zufrieden gibt, ein Croissant zu sein, nichts mehr und nichts weniger, ein Croissant mit der Ahnung eines Scheiterns, es gibt nichts Besseres, aber immerhin.

Das Gewöhnliche ist der Nullpunkt des Daseins. Eine Person ist weder schön noch abstoßend, nur halt gewöhnlich, über sie kann man nichts weiter sagen, nichts der Feststellung ihres Daseins hinzufügen – sie könnte genauso gut überhaupt nicht existieren.
Als Adjektiv ist »gewöhnlich« ein Synonym von »banal«, durch die Möglichkeit aber, dem »gewöhnlich« ein Präfix voranzustellen (»außer«), bekommt es die Chance, in den Adelsstand erhoben zu werden. Das Banale ist dazu verurteilt, auf ewig das Banale zu bleiben. Das Gewöhnliche dagegen öffnet manchmal den Blick auf etwas, das über es hinausreicht und gleichzeitig sein Heilmittel ist: Das *Außer*gewöhnliche meldet ein Ereignis, das aus dem Rahmen fällt und den Raum außerhalb des Bildausschnitts interessanter macht als die Nahaufnahme. Das Banale ist abgewertet, weil es allen gehört (ein »four banal«, ein banaler Ofen, war im Mittelalter ein französisches Gemeindebackhaus, das der Gutsherr seinen Vasallen gegen Bezahlung bereitstellte; im erweiterten Sinne bezeichnet der Begriff: Was allen zur Verfügung

steht. Das Banale ist der Albtraum des Snobs). Die Verachtung des Gewöhnlichen lässt sich durch dasselbe Syndrom erklären - auf keinen Fall wie die anderen sein –, aber die Etymologie ist eine andere.

Ich hatte eine volle Blase und musste unterbrechen. Ich schlug mich hinter ein Wäldchen an der Seite des Hügels, falls jemand hier auftauchen sollte, und suchte mir eine sonnige Stelle in der Nähe eines Felds, um Nase und Lungen mit dem Geruch des frisch geschnittenen Strohs füllen zu können. In der Hocke sitzend, beobachtete ich den zuverlässigen und geraden Strahl, der sich zwischen meinen Füßen in ein kleines Rinnsal verwandelte. Trotz des abschüssigen Geländes kam die Flüssigkeit nicht weit; ich stand wieder auf und zog in derselben Bewegung meinen Slip hoch. Glück und Unbequemlichkeit, sich dieser Handlung im Freien hinzugeben, Reste an Tropfen, die sich bei jedem Schritt zwischen meinen Schenkeln rieben, als ich zu meinem Arbeitstisch zurückging und meine Überlegungen wiederaufnahm.

Im Lateinischen bedeutet das Wort *ordinare*, von dem sich das französische Wort für gewöhnlich *ordinaire* ableitet, etwas in Ordnung bringen. Was bringt man in Ordnung? In der Regel das, was der Ordnung vorausgeht und ich als Chaos bezeichne. Das Gewöhnliche ist nicht

das Erste, es kommt zu etwas anderem hinzu, das es bereits gibt und das ohne das Gewöhnliche unerträglich wäre. Erst das Chaos, dann das Gewöhnliche. In Ordnung bringen – das gilt für Haushaltsarbeit schlechthin. Aufräumen, putzen, Gegenstände wieder zurück *an ihren Platz* stellen, den Tag planen: Es gibt so viele Möglichkeiten, gegen die Unordnung anzukämpfen.
Dazu gehört auch die Arbeit des Wissens. Aristoteles nennt Kategorien des Denkens, mithilfe derer der Verstand die Wirklichkeit erfasst: die Quantität (dieses Ding ist *groß*), die Qualität (dieses Ding ist *fest*), als Möglichkeiten, die uns zur Verfügung stehen, mit unseren Gedanken die Welt zu erfassen. Kant definiert diese Kategorien, die notwendig sind zur Erlangung jeder Art von Wissen, als »Weisen des menschlichen Geistes, das Verschiedene zu *ordnen*«. Anders ausgedrückt, Wissen heißt, das chaotisch »Verschiedene« in eine Ordnung bringen.

Stellen Sie sich eine Welt ohne Häuser vor, es wäre eine Welt von zusammengepferchten Gegenständen und Menschen, deren Leben undenkbar wäre. Die Kategorien sind die Häuser des Denkens, ohne die wir nichts wissen könnten, wir gegen alles, was uns widerfährt, ankämpfen müssten, wie ein in einen Wirbelsturm geratener Mensch. Die Rohheit des Daseins würde uns voll ins Gesicht schlagen. Ordnung zu schaffen, heißt sortieren, klassifizieren, einstufen, unterscheiden, benennen, alles Tätigkeiten, ohne die kein Wissen hätte entstehen können und ohne die keine Zivilisation jemals das Licht der Welt erblickt hätte.

Wer möchte ein Spiel machen?

Ich schreckte auf. Die Trinkflasche fiel auf meinen Laptop und ihr Inhalt ergoss sich auf das ausgetrocknete, gelbe Gras. Das Wasser schlug mit einem dumpfen Geräusch auf den Boden, wurde sofort von der trockenen Erde verschluckt. Ich erklärte meinem jungen Cousin, der gerade mit dem Auto quer durch Frankreich unterwegs war und jetzt in Badehose hinter mir stand, im Moment keine Lust zu einem Spiel zu haben, da ich in dieser Woche arbeiten wollte, und er zog unverrichteter Dinge ab in seiner vom Pool noch nass triefenden Hose auf der Suche nach anderen Spielpartnern.

Ich musste mir keine Sorgen um ihn machen: Gesellschaftsspiele sind für meine Familie wie Gottesdienst oder Synagoge für andere, nur eben jeden Tag und sogar mehrmals am Tag. An Gesellschaftsspielen teilzunehmen, bedeutet, sich dem Willen der Gemeinschaft zu beugen. Versammeln wir unsere Launen, unseren Atem und die dunklen Gedanken an einem Ort und machen daraus eine gemeinschaftliche Aktion, die den Spaß des *Zusammenseins* feiert.

Reine Redundanz: Zusammen waren wir ja schon an diesem Tag. Aber das reichte nicht. Man musste eine Beschäftigung finden, um dem Feind keinen Platz zu lassen, der niemals beim Namen genannt wird, als wenn die Zeit, die jeder allein in seinem Zimmer verbrachte, einen Punktabzug sozialer Momente zur Folge gehabt hätte, Punkte, die man später an den Kühlschrank hätte heften können anstelle von Souvenirs. Das Kollektiv wirkt wie ein Erlass, egal, wie ich mich fühle oder was ich will: mitgefangen, mitgehangen. Vor allen Dingen nie den Anschein erwecken, nichts zu tun zu haben! Man läuft sofort Gefahr, vom Kollektiv am Kragen gepackt und zu irgendeiner Betätigung abgeführt zu werden (ein Spiel, eine Unterhaltung, ein Spaziergang), deren einziger Sinn darin besteht, gemeinsam das Vergehen der Zeit zu ertragen, während man vorgibt, sich für etwas ganz anderes zu interessieren.
Ich hatte mich hinter meinem Laptop verschanzt und die passende Ausrede parat, diese Runde auszusetzen. Aber die Szene war mir so vertraut, dass ich sie aus der Ferne miterleben konnte.

»Wer möchte ein Spiel machen?« Jedes Mal, wenn der Deckel sich hebt, spüre ich, wie Übelkeit in mir aufsteigt. Als ob unser Zusammenleben hier nicht schon genug wäre, muss man eine Stunde lang anderen Regeln gehorchen, die einzig als Ziel haben, den anderen mit seinem Sieg zu zerstören. »Eine Stunde ist nicht nur eine Stunde«, schrieb der Spezialist der verlorenen Zeit, sie ist »ein mit Düften, mit Tönen, mit Plänen und Klimaten angefülltes Gefäß«, und um den Satz Prousts zu ergänzen, der mit Sicherheit nie zu einer Partie Monopoly eingeladen worden war, würde ich gerne hinzufügen: Sie ist ein durchlöcherter Kessel, aus dem Tropfen für Tropfen eiskaltes Wasser auf deinen Schädel tropft, der nicht darum gebeten hat und der davon träumt, ins Bett zu gehen oder in Ruhe arbeiten zu können.

Auf dem Schlachtfeld

Wenn der soziale Augenblick das Gesellschaftsspiel als Beschäftigung bestimmt, zeigt die Gemeinschaft ihr wahres Gesicht: Es ist ein Krieg jeder gegen jeden, der in der Verkleidung der Feier des Augenblicks auftritt.

Ziel ist es, zu siegen. Der destruktive Trieb, der an jedem menschlichen Wesen in der Gesellschaft zehrt und es dazu bringt, fünfundzwanzig Zigaretten am Tag zu rauchen oder Hamster in Käfigen zu füttern, um seinen Mitmenschen in Frieden lassen zu können, kann endlich einmal höchst legal, in aller Offenheit und fröhlich ausgelebt werden.

Die Karten sind gemischt, die Spielfiguren verteilt, die Banknoten säuberlich am Rand des Spielbretts aufgereiht, Arme werden ausgestreckt, Finger werden aneinandergerieben, eine letzte Vergewisserung (je nach Teilnehmer und Tageszeit: »Möchte jemand ein Bier?« – »Soll ich noch einen Tee machen?«) und dann rollt der erste Würfel krachend über das Brett, wie ein Formel-1-Rennwagen, der über die Startlinie heult. Anfangs sind die Stimmen noch verhalten, die Interaktionen bleiben höflich, doch irgendwann werden die Augenbrauen hochgezogen, die Lippen verkrampfen sich und alles, was außerhalb des Spielfelds liegt, verschwindet. Gesellschaftsspiele sind ein Spiegel, in dem die Masken fallen und die geheimen Leidenschaften an die Oberfläche kommen. Und es offenbart sich die ganze Lächerlichkeit des Legalismus: Solange man die Spielregeln einhält, kann man alles machen, man darf sogar abergläubisch sein und vor dem Würfeln in die Hände spucken. Und man darf mit seinem Sohn sprechen, wie mit einem

Dealer im Vorortszug, oder mit seinem Großonkel, als handle es sich um einen Fünfjährigen.

Der Einbruch dieser ganz gewöhnliche Szene in meine Arbeit brachte mir einen weiteren Beleg für das Problem, das ich bewältigen wollte. Von der Terrasse auf der anderen Seite des Hauses ertönten laute Schreie. Würde es mir vielleicht das Leben erleichtern, wenn es mir gelingen würde, in Worte zu fassen, was mich daran so ärgerte?
Warum regen die sich so auf? Wie wenig Freude am Leben muss man haben, um so viel Energie in ein Spiel zu stecken! So viel Aufmerksamkeit, so viel Geduld in ein Spiel investiert, also genauer gesagt in etwas, das selbst nichts erzeugt, nichts erschafft und ewig dauert? Spielen macht mir keinen Spaß. Spielen ist der Tropfen, der das Fass zum Überlaufen bringt.

Die Nacherzählungen der mehr oder minder billigen Schachzüge, die schließlich zum Sieg geführt hatten, werden das Mittagessen bis zum Käse unterhalten. Unser Ensemble besteht aus Charakteren, die gemeinsam aufgewachsen sind und deren Vertrautheit an Unverschämtheit grenzt. Spielen, nicht um jemand anderes zu werden, sondern zu dem, für den die anderen uns halten, und vor dem wir unser ganzes Leben davonlaufen. In der Familie bleibt man, was man ist, ein für allemal. Die Erfahrungen der Jahre, die Selbstzweifel und Veränderungen im Leben ändern daran nichts: Wir sind, was unsere Verwandten (im weitesten Sinne des Wortes) entschieden haben, was wir sein sollen, und sie haben zwangsläufig damit recht, denn schließlich kennen sie uns seit unserer Geburt. Da ist keine Weiterentwicklung möglich. Die inneren Revolutionen werden als Flohsprünge mit nachsichtigem Lächeln aufgenommen. Du meinst vielleicht, du könntest dich ändern, aber ich weiß, dass es nicht so ist; ich habe dich zur Welt kommen sehen, ich kenne dich besser als du dich selbst.

Allein gegen alle

Die Sonne war weitergewandert, ich drehte mich um, schob meinen Laptop in den Schatten, um meinen Absatz zu beenden.

Allein an meinem Plastiktisch versetzte ich mich in die Lage von Henry David Thoreau, dem Schüler und Freund von Emerson, der im Juli 1845 beschloss, in einer mit eigenen Hände erbauten Hütte am Ufer des Lac Walden zu leben. Man muss sich ihn vorstellen, wie er unter von Sommersonne beschienenen Bäumen hockt (auch er), nicht, um sich zu erleichtern (aber wer weiß – er erwähnt davon nichts), sondern um ein Reihe von Bohnenpflanzen zu betrachten, die er einige Wochen zuvor eingesetzt hatte, oder die Ohren spitzt, um nach Worten zu suchen für das Geräusch des brechenden Eises, das bei Frühlingsbeginn auf dem See schmilzt. Tiere, Pflanzen, das Wetter: Sein Reisetagebuch verzeichnet alle für ein Überleben in der Wildnis nötigen Informationen. Über sein Abenteuer schrieb er ein Buch, *Walden*, das heute ganz oben auf den Bestsellerlisten der Öko-Literatur zu finden ist und die Fantasie der Zeitgenossen von einem wilden Leben abseits der Zivilisation anregt. Warum lässt ein Leben in der Wildnis solche Träume entstehen? Denkt man, dass die Wildnis vor dem gewöhnlichen Leben rettet? Keine Ordnung mehr, keine Gegenstände, nur ein Leben mit dem eigenen Körper in selbst gezimmerten Unterkünften statt in Häusern aus Stein und niemand da, der uns sagt, was wir zu denken haben.

Das Leben in der Wildnis? Das kann viel heißen. Thoreaus »Hütte« war ein solides, geduldig errichtetes Haus und stand auch nicht einsam mitten im Wald, sondern war nur eine Meile entfernt vom nächsten Nachbarn. In dem Wald lebten keine Tiger, aber es gab Turteltauben; das Zischen kam nicht von irgendeiner Bestie, sondern stammte von den Güterzügen, die mehrere Male am Tag am Wald entlangfuhren und deren Anblick das Herz des Philosophen ebenso erfreuten wie das Auftauen des Sees. Thoreau lebte allein in seinem Haus, aber er widmete ein ganzes Kapitel der Bemühung, mit der er jeden Tag Besucher empfing, um die Nachrichten aus der Welt aufzuzeichnen.

Ich hob einen Moment den Blick zum Himmel und lächelte bei dem Gedanken, in meinem Text Vorurteile über seine Person ausräumen zu können. Wie lässt sich sein Rückzug verstehen? Eine Flucht des Genusses wegen? Doch sein Wunsch war, zu schreiben (er brauchte übrigens acht Anläufe bis zur definitiven Fassung seines Buches – acht! Würde ich dasselbe Schicksal haben?) und nach einer Wahrheit zu suchen, die sich nicht im Konformismus finden lässt, und dabei wünscht Thoreau weniger als alles andere, sich zum Führer zu machen, dem man folgen soll.

Mit Emerson teilt er das Misstrauen gegen jene Bücher, die man wie Rezepte liest (»Das Buch wird schädlich und zum Tyrannen«, so Emerson). Daher ist es ihm wie zuvor seinem Mentor wichtig, aus den Mauern der Bibliotheken herauszukommen und in der ersten Person zu schreiben. Doch mehr noch als zum Autor seines Buches wird er zum Autor seiner Tage und seines täglichen Lebens, was sich sofort und dauerhaft auf seine

Umgebung auswirkt: »Es ist erstaunlich, mit welcher Leichtigkeit wir uns fast unmerklich einen Weg bahnen. Ich hatte noch keine Woche dort gelebt und bereits mit meinen Füßen einen Pfad von meiner Hütte zum See gebahnt. Und obwohl sechs oder sieben Jahre seitdem vergangen sind, in denen ich ihn nicht mehr betreten habe, kann man ihn immer noch erkennen.«

Dem Gral so nah

Zu meiner Rechten das Ferienhaus am Ort und auf dem Platz der Ruinen meiner Ahnen, vor mir der weiße Plastiktisch, der unter der Augustsonne zu schmelzen drohte. Zwischen den beiden ein von Hand zwischen Flieder, Ulmen und Maulbeerbäumen freigelegter Weg. Ich saß vor meinem Laptop, im verzweifelten Versuch, die richtigen Worte zu finden, der Welt auf den Grund zu gehen, um am Ende eine Geheimnislosigkeit zu erklären, wobei ich mich an Texte derer klammerte, die mir davon abrieten, sich an Texte zu klammern, und wusste nicht, an welcher Ecke ich anfangen sollte, um die Unmöglichkeit zu beschreiben, sich *irgendwo* wohlzufühlen.

Leicht errötend dachte ich an die Flüssigkeit, die aus meinem Körper ausgetreten war. An einem anderen Ort leben ändert nichts: Wir schleppen unsere Rituale wie Eisenkugeln hinter uns her. Wo liegt der Unterschied zwischen den Schritten von der Toilette zum Waschbecken und denen von der Hütte zum Weiher - oder vom Plastiktisch zur Lichtung hinter dem Wäldchen? Das Interessante am Verlassen eines Orts ist nicht das gewählte Ziel, sondern die Tatsache, dass der Aufbruch immer auch einen Bruch in unseren Gewohnheiten mit sich bringt - die sofort durch andere ersetzt werden. An der Stelle von Thoreau, überlegte ich, hätte mir das ein paar Wochen lang Spaß gemacht, um mir dann wenigstens einen Tag zu wünschen, an dem ich nicht mein eigenes Brot kneten oder im Teich hätte fischen müssen, um mich ernähren zu können, ich hätte gegen die Regeln verstoßen und mich den Notwendigkeiten entziehen wollen, die die Natur mir auferlegt, um mich am Leben zu erhalten, und hätte wahrscheinlich, so wie Sylvain Tesson in seiner Hütte in der Taiga oder Jim Harrison in seinem Häuschen in Michigan, riesige Mengen Alkohol getrunken, um zu vergessen, dass egal wo ich mich auch befinde, kein Ort mich von den Alltagspflichten befreit, wozu ich zähle: sich ernähren, trinken, schlafen, aufwachen und so weiter, all das, was Thoreau »die wesentlichen Tatsachen« nennt.

Familienleben, Alltag und die üblichen Sorgen, sind sie unerträglich? Zweifellos. Aber ich weiß, dass es anderswo nicht besser ist, und wenn es mir *nicht gelingt*, mit ihnen zu leben, so ist es mir doch *nicht möglich*, ohne sie zu leben. Allein halte ich es nicht aus, ich bewache mein Telefon in der Hoffnung, dass es anfängt zu klingeln, um dann, sobald es klingelt, auf den zu schimpfen, der es wagt, meine Einsamkeit zu stören. Thoreau hatte alles verstanden: Das Geheimnis eines gelungenen Exils ist es, allein zu sein, aber inmitten von anderen.

Ich schaute auf mein Telefon. Es war 11:57 Uhr, Zeit für das gemeinsame Mittagessen, das jeden Tag pünktlich um Mittag stattfand, Zeit für mich, den Tisch zu decken und in der Küche meine Hilfe anzubieten. Das Gesicht meiner Großmutter verzog sich zu einem ungewohnten Flunsch, den sie vor mir verbergen zu wollen schien, indem sie mir den Rücken zuwandte und im Herd nach dem Gericht schaute, das dort gerade garte: »Ausnahmsweise essen wir heute Mittag nicht püüüünktlich«, teilte sie mir mit übertriebener Betonung der ersten Silbe mit, um sich lustig zu machen über ihren Ehrgeiz, pünktlich zu sein, und ihre Unfähigkeit, dem heute entsprechen zu können. Ich nahm sie in die Arme. Sie wich etwas zurück, um mich besser anschauen zu können, und sagte zärtlich und gleich-

zeitig streng: »Und du, Marcel Proust, glaubst du, dass der Tisch sich von allein deckt?«
Vielleicht war ich dem Gral doch so nah.

Die Waffen niederlegen

Ich kann mich immer weniger bewegen. Mein Körper wird mit jedem Tag etwas langsamer, mein Atem beschleunigt sich und ich lande schließlich erschöpft auf dem Bett und frage mich, ob ich nicht noch einen zusätzlichen Pyjama kaufen muss für die ersten Tage auf der Geburtsstation.

Bewegungslosigkeit ist gegen die Natur. Ich betrachte die Gegenstände um mich herum. Gegenstände sind treue Genossen, die nichts verlangen und die sich nicht beklagen. Sie sind jederzeit und ohne Unterbrechung anwesend; sie zeigen Gebrauchsspuren, nutzen sich ab oder gehen kaputt, aber sie verändern sich nicht, und genau aus diesem Grund trenne ich mich irgendwann von ihnen. Ich ertrage die ständige Anwesenheit der Gegenstände nicht, sie tun so, als ob jeder neue Tag genauso wäre wie der vorangegangene, als würde das

Wasser unter den Brücken nicht immer weiterfließen, und ich wäre für die ältesten von ihnen immer noch dieselbe wie vor zwanzig Jahren. Ich sage nicht, dass ich jeden Tag wie in der Welt von Ovids *Metamorphosen* leben möchte, aber dennoch, sich niemals zu verändern, wie ein Gegenstand zu leben, als würde die einfache Tatsache, zu »sein«, bereits ausreichen, das dürfte nicht erlaubt sein. Liegt nicht hier der Unterschied zwischen den beiden Verben *sein* und *existieren*? Existieren, das heißt, sich nicht zufrieden geben, zu sein, und versuchen, etwas daraus zu machen ... aber was? Und zu welchem Zweck? Und wie kann ich sicher sein, dass ich selbst existiere, vor allem in diesem Moment, wo mich kaum etwas von dem Bett unterscheidet, in dem ich versinke?

Wenn mein Körper nicht so schwer wäre, würde ich meine Trägheit nicht dulden, aber das Gewicht ist so groß, dass ich nicht dagegen ankämpfe, sondern mich im Gegenteil lustvoll in Morpheus' Arme sinken lasse oder in die seiner Kusine, der Göttin der Träume, für die man noch einen Namen finden müsste (vielleicht Onirie?). Je mehr ich mich dem Geburtstermin nähere, desto weniger denke ich nach und desto weniger bewege ich mich und desto mehr träume ich, wie Oblomow, der auch sein Leben liegend verbringt, aber aus anderen Gründen als ich.

Zunächst einmal liegt er auf einem Diwan und nicht auf einem Bett. Wer im Bett liegen bleibt, hat nicht vor, irgendwo anders hinzuwollen: Er ist nach dem Aufwachen nicht aufgestanden. Wer dagegen sein Sofa nicht mehr verlässt, steckt schon mit einem Fuß in der Niederlage: Man ahnt die paar Schritte, die ihn ins Wohnzimmer geführt haben, bevor er sich auf die Sofakissen fallen ließ. Vielleicht wollte er erst nur einen kurzen Halt machen, um in seine Hausschuhe zu schlüpfen, ist dann aber nicht mehr aufgestanden. Die Entscheidung, sich auf ein Sofa zu legen, mag ein möglicherweise befreiender und vielversprechender Verzicht sein, wenn man sich zum Beispiel bei Beginn einer Psychoanalyse zum ersten Mal auf die Couch legt, aber dort liegt man, um nicht mehr zu leiden, und freut sich über die gewonnene Befreiung. Aber der Verzicht von Oblomow hat keinen Schneid, er ist ein Mittelfinger, der nicht einmal mehr die Kraft hat, sich zum Himmel zu recken. Ein Verzicht, der einen einschlafen lässt, wird zu einer Niederlage. Und das Sofa ist nicht mehr eine Wahl, sondern der Anker, der das Hinabstürzen auf den Grund des heimischen Ozeans beschleunigt.

Nach meinem (gescheiterten?) Versuch, abseits des Ferienhauses meiner Familie zu schreiben, suchte ich nach einer Möglichkeit, mich an meinem Laptop festzuhalten, ohne Ablenkungen ausgeliefert zu sein: Ich entschied mich für eine radikalere und von der sommerlichen Hitze geschützte Abgeschiedenheit. Solange ich saß, musste ich ständig von meinem Arbeitstisch aufstehen, und wenn ich nicht von anderen gestört wurde, dann war es der Durst oder der Hunger oder die kribbelnden Ameisen in den Beinen, die mich von meinem Tisch vertrieben und an der nötigen Konzentration störten.

Ich entschied also, liegen zu bleiben, und um alle Vorteile auf meine Seite zu ziehen, beschloss ich, mich in das Bett von Marcel Proust zu legen (oder wenigstens dem Bett im Zimmer nebenan), in Balbec, genauer gesagt in Cabourg, und mich nicht mehr daraus fortzubewegen. Vor dem Fenster meines Hotelzimmers bildeten das Meer und der Himmel eine quasi gleichförmige Wand, und ich verbrachte drei Tage im Bett liegend mit Arbeiten, Essen und Schlafen und bewegte mich nur die wenigen Meter bis zur Badewanne, um dann wieder in die alte Position zurückzukehren. »Steckt nicht in allen von uns etwas von Oblomow«, summte ich zu Ehren von Johnny Hallyday vor mich hin und probierte die Madeleines, die mir die Hoteldirektorin Frau Dupont (oder war es Frau Dupond?) bei meiner Ankunft in die Hand gedrückt hatte. Danach nahm ich den Faden meiner Untersuchung in Begleitung meines depressiven Zwillings wieder auf.

Oblomow ist die Gestalt in der Literaturgeschichte, die am nachdrücklichsten das Leid verkörpert, unter der Bürde des Daseins zu leben. Er repräsentiert das, was das Russland des 19. Jahrhunderts verabscheut: Die Laschheit einer Generation, die es vorzieht, sich von ihren Adelstiteln einschläfern zu lassen, und zusieht, wie ihr Land herunterkommt, statt die Ärmel hochzukrempeln und sich an die Arbeit zu machen.
Aber er ist weit davon entfernt, die Ikone der Faulen zu sein. Der Oblomow, den ich kennengelernt habe, ist klar im Kopf, er schafft bloß das Leben nicht und er sagt das auch seinem so aufrechten Freund, für den ich weit weniger Nachsicht habe. Wenn er sich weigert aufzustehen, dann geschieht es nicht aus Faulheit, sondern aus Hellsicht. Er weiß zu viel, um aufrecht in der Welt zu stehen. Er wird buchstäblich niedergedrückt vom Gewicht des Absurden.
»Wo bleibt denn da der Mensch im ganzen geschäftigen Treiben?«, antwortet er seinem Freund Stolz, der ihn auffordert, aufzustehen und das Leben der gewöhnlichen Leute zu führen, die ausgehen, essen, lachen und arbeiten. Dieses umtriebige Leben ist die von Pascal beschriebene Zerstreuung, Strategien, die wir anwenden, um unserer Endlichkeit nicht ins Gesicht sehen zu müssen.

Pascal schreibt: »Das ganze Unglück der Menschen rührt allein daher, dass sie nicht ruhig in einem Zimmer zu bleiben vermögen.« Vielleicht macht die Zerstreuung unglücklich, aber Oblomow führt den Beweis, dass sich nicht zu vergnügen nicht glücklicher macht, wenn kein Gott uns zur Hilfe kommt.

Oblomows Ideal ist ein Leben ohne Anstrengung. Als ob ihm, wenn der Alltag perfekt geregelt, das Gewöhnliche vollständig anderen Personen übergeben worden ist und die Sorgen endgültig hinter sich gelassen sind, nunmehr das reine Gefühl des Existierens zu genießen bliebe. Als wenn hinter den häuslichen Sorgen sich das Glück fände, als wenn das geordnete Leben bereits selbst schon Quelle des Wohlergehens wäre. »Es bedarf einer seltenen Berufung, um ein Genießer zu sein«, hatte Camus gesagt … Wenn Oblomow diese Berufung besessen hätte, dann hätte er das Dasein genossen und auf seiner Couch wirklich Ruhe gefunden, anstatt in einem letzten Akt der Unaufrichtigkeit den Genuss mit Fressen, die Zufriedenheit mit Bewegungslosigkeit und den Frieden mit Trägheit zu verwechseln, bis hin zum Schlaganfall.

»Das ganze Unglück des Menschen« entsteht für Pascal aus der Unwissenheit, in der er sich über seine eigene Lage befindet, und aus den Fluchtstrategien, die er erfindet, um nicht darüber nachzudenken. Pascal ist der Theoretiker der Lebenslüge, die uns umhüllt wie eine zweite Haut. Nicht zu sehen (dass wir sterben werden), (so tun als) nicht zu wissen, so tun *als ob*. Pascal verurteilt nicht die Zerstreuung als solche, sondern macht deutlich, dass die Zerstreuung, der wir uns so schnell zuwenden, um mit außergewöhnlichen Beschäftigungen über unsere Endlichkeit hinwegzutäuschen, keine Quelle des Glücks ist. Die Zerstreuung hilft uns, ein Leben in der Unaufrichtigkeit zu leben - ich sage nicht, in der Täuschung, denn ich gehe davon aus, dass wir alle tief in unserem Inneren *wissen*, worum es geht. Wir täuschen uns nicht, wir tun so *als ob*, was ein großer Unterschied ist. Als ob wir nicht sterben würden. Als ob man nur ruhig in seinem Zimmer bleiben müsste, um wirklich seinen Frieden finden zu können. Als ob, soweit es mich betrifft, meine Arbeit nur eine andere Art der Zerstreuung darstellen würde, als ob das Finden des Schlüssels für das Gewöhnliche und der richtigen Worte, um es auszudrücken, mir endlich Frieden bringen würden.

Die Beine an die Wand gestützt, um den Blutkreislauf zu fördern, die Hände, die meinen Bauch streicheln, der eine erstaunlich perfekte Kugel bildet, kommt es mir so vor, dass mit einem Lebewesen unter der Brust das Zeitalter des »als ob« keinen Platz mehr hätte. Die Schwangerschaft verbietet die Unaufrichtigkeit. Sie ist die Wirklichkeit, die selbst zur Zerstreuung wird: Mit einer Wundertüte inmitten der Organe, muss man da noch an Gott glauben? Der Ursprung liegt zum Greifen nah. Würde ich dieselben Zeilen über Oblomow schreiben, wenn ich sie heute nochmals schreiben müsste? Hätte Pascal an Gott geglaubt mit einem Embryo im Bauch?

In Cabourg, wie davor unter meinem Sonnenschirm, war es mir nicht gelungen, das Problem direkt, in der ersten Person, anzugehen, ich hatte, Seite um Seite, Oblomow beschrieben, als handele es sich um jemand aus meiner Familie, den die gleiche Feststellung der Absurdität des Leben auf die andere Seite des Daseins geworfen hatte, als wenn mich das Schreiben über ihn auf den Weg zu meiner eigenen Stimme hätte führen können.

»Ich habe dieses Leben nicht begriffen«, erkennt er an, und wenn ich genau dieselben Worte hätte sagen können (besonders jetzt, wo mein Leben sich gerade in meinem Bauch zu verdoppeln begonnen hatte), weiß ich, dass es ein Mittel gibt standzuhalten, wenn alles einen wieder zu Boden zieht, die Geräusche der Löffel, die an den Tellerrand klirren, das Rattern einer vor dem Fenster vorbeifahrenden Straßenbahn, die Antworten, die man gedankenlos gibt, auf Fragen, die gedankenlos gestellt wurden, es sind die zähen Vormittage und die endlosen Nachmittage ohne eine andere Unterbrechung als das Öffnen der Kühlschranktür mit bereits gefülltem Magen, die Zehen, die unter dem Tisch verkrampfen, der Vorschlag, den Tee auf dem Wohnzimmersofa zu trinken, den-ich-dir-gerne-nachschenke-in deine-hübsche rote-Tasse ..., diese Sachen eben, diese Geräusche und diese überflüssigen Sätze, die wie kleine Bomben lautlos in mir explodieren, aber ich weiß, dass etwas mich wach bleiben lässt, eine hartnäckige Unruhe, die vor meiner Schwangerschaft mich daran hinderte, still sitzenzubleiben.

Auch ich habe das Leben nicht verstanden und bin mir immer weniger sicher, ob es hier überhaupt etwas zu *verstehen* gibt, nur ziehe ich die Gesellschaft von Oblomow tausendfach den Gestalten vor, die meinen, sich zu bewegen, während sie nur auf der Stelle treten.

Da das Gewöhnliche zum Gegenstand meiner Untersuchungen geworden war, wurde mein Leben zur Feldforschung und meine Nächsten wurden zu Versuchskaninchen. Sätze, die mir erschienen wie Angriffe, Gesten, die mich abstießen, ich notierte alles und versuchte zu verstehen. Alles wurde interessant, das Ereignis ebenso wie das Nicht-Ereignis, die Unvorhersehbarkeit ebenso wie die Wiederholung, jedes Ding bekam von nun an ein Schildchen mit der Aufschrift: »notieren«, und ich saß tagelang mit Ausdauer und Disziplin an meinem Schreibtisch, um aufzuschreiben, was das gewöhnliche Leben mir Tag für Tag auf einem Tablett servierte. Der Traum Flauberts war es gewesen, ein Buch über nichts zu schreiben, »ein Buch, das fast kein Thema hätte, oder in dem das Thema beinah unsichtbar wäre, wenn das möglich ist«. Mein Traum war es, ein Buch zu schreiben über das »Nichts und wieder nichts«, das mir derart zu schaffen machte.

Auch wenn mir das Schreiben erstaunlich leicht von der Hand ging, verlor ich das »Projekt Buch« mit jedem Tag ein wenig mehr aus den Augen. Mein Text ähnelte immer weniger einem Essay und immer mehr einem Roman. Ich suchte nach einem Anfang, einer dramatischen Wende und einem Ende und raufte mir die Haare. Wie sollte man das gedehnte und wiederholt Monotone beschreiben, ohne dem Leser Unlustgefühle zu bereiten? Durfte ich das Risiko eingehen, »mein« Thema zu verraten, indem ich Dramen und Wendepunkte einbaute? Und warum sollte ich mir das Leben schwer machen und über das schreiben, was mir keine Ruhe ließ, wo mir das Leben gerade so angenehm erschien?

Absinth und Honig

Die Weichheit seines Körpers an diesem Morgen in Nîmes. Ein frischer Junimorgen dringt durch das halboffene Fenster, sein plötzlich erhitzter Oberkörper unter dem Laken, sein Bart mit dem Geschmack nach Salz, Tabak und Honig, seine Zunge auf meiner, das ungebrochene Begehren, das seltsamerweise nichts zu tun hat mit unseren Trennungen und unseren Wiedervereinigungen, das ist nicht das Begehren eines alten Paares, aber auch nicht das von Frischverheirateten, sondern ein Begehren, das ganz und gar uns gehört, völlig unabhängig von den Umständen, unabhängig von der Zahl der Kinder und den Gesprächen. Wir gleiten hinein in diesen Tag wie in ein heißes Bad. Draußen auf dem kleinen Tisch streckt die Katze ihren Schwanz in die Höhe, das regelmäßige Plätschern des Wassers im Becken gibt den Rhythmus vor, und das Mäuerchen aus Stein heizt sich in der bereits stechenden Sonne auf. Im Schatten breiter Blätter (ist es eine Bananenstaude?), die Katze ist bereits weitergezogen, setze ich mich an den kleinen Tisch und will das Geräusch beschreiben, das seine Hose beim Anziehen nach der Dusche macht, das Klicken seines noch geöffneten Gürtels und das Rascheln des Jeansstoffs an der Haut seiner Beine, erst eins, dann das andere, aber ich bekomme Panik bei dem Gedanken, das zu verlieren, was ich sagen will, die Intensität des Moments zu verlieren, wenn ich mich an eine nüchterne Schreibweise klammere, ein Phantasma der absoluten Genauigkeit, die niemand erfassen wird, des blanken Raums, den die Sprache nie zu erfassen vermag. Ich brauche Worte und Noten, Musik und Rhythmus, ich brauche Bilder und Töne, Farbe und einen Rahmen, nein, ich brauche, was ich vor mir sehe, jetzt in genau diesem Moment, mein Heilmittel gegen das Gewöhnliche, die ganze Leidenschaft, der süße Honig in unserem bitteren Absinth, und es endet nicht, es ist da, vor mir, und das Reich des Lichts zerspringt in tausend Stücke vor dem der Sinne. Magritte kann sich warm anziehen, ich bleibe nackt mit seinem Oberkörper, und der Tag hat erst begonnen.

»Sollen wir Louis besuchen?« Wir sind auf dem Rückweg von Fontainebleau. Ein Herbsttag, Harzgeruch auf der Haut, die Kiefernnadeln stecken noch im Pullover, vom Klettern geschundene Fingerspitzen, gerötete Wangen und funkelnde Augen. Wir starten den Wagen, fahren aus dem Wald, biegen links ab und dann nach rechts in die kleinen Straßen des Dorfs Arbonne.

Unser Freund Louis wohnt im Dorf an der Kreuzung zweier Straßen, die eine führt nach Paris, die andere in den Wald. Einmal, nach einer Klettertour am Vormittag mitten im Wald in der Domaine Isatis, hielten wir für ein Bier bei Louis an. Es war Frühlingsanfang, die Kinder waren nicht dabei, wir waren nicht mit Arbeit überhäuft, und als wir an der Kreuzung ankamen, bog ich, statt geradeaus nach Paris weiterzufahren, rechts ab zum Haus von Louis. Ein Satz hatte genügt: »Sollen wir Louis besuchen?«, und schon hatte ich das Lenkrad gedreht. Eine perfekte Übereinkunft von Improvisation und Wirklichkeit. Louis war zu Hause und freute sich über unseren Überraschungsbesuch, wir verbrachten einen schönen Moment mit unserem alten Kumpel und konnten sogar noch kurz in den Pool springen, bevor wir uns wieder auf den Weg machten.

Das war vor fünf Jahren. Seitdem denken wir jedes Mal, wenn wir an diese Kreuzung kommen, an Louis, und jedes Mal seit diesen fünf Jahren sagt er denselben Satz: »Sollen wir Louis besuchen?« Er hat recht, denn einmal haben wir es getan. Aber seither gab es nie mehr den rechten Zeitpunkt. Zu viel Arbeit, zu viele Kinder, zu viele Hindernisse für eine Improvisation, zu viele gute und zu viele weniger gute Gründe, keinen Halt zu machen. An diesem Tag gab es deutlich mehr Gründe, keinen Halt zu machen. Aber ich weiß, je näher wir dieser Kreuzung kommen, wird er den Vorschlag machen, Louis zu besuchen, obwohl auch er weiß, dass das keine gute Idee ist. Ich fahre also auf die Kreuzung zu, verlangsame das Tempo, um jemanden vorbeizulassen, schaue nach rechts, und als ich wieder Gas geben will, die Hände auf dem Lenkrad Richtung Paris, sagt er:
»Sollen wir Louis besuchen?«

Er weiß, dass er weiß, was ich ihm antworten werde. Aber er sagt es trotzdem, als wenn diese Worte, einmal ausgesprochen, die Wirklichkeit verändern und bewirken könnten, dass die Zeit nicht zu weit fortgeschritten wäre, es nicht so viele Staus gäbe, die Kinder wach wären, und Louis von uns informiert, vor seinem Haus mit einem kühlen Bier in jeder Hand auf uns gewartet hätte.

Mein Körper erstarrt, meine Gesichtszüge spannen sich an, meine Hände klammern sich ans Lenkrad. Ich hole tief Luft und antworte mit ruhiger Stimme:
»Willst du, dass wir hingehen?«
Er zögert einen kleinen Moment, dann sagt er:
»Nein, es ist zu spät, die Kleinen schlafen schon. Fahren wir heim.«

Zu keinem Zeitpunkt hatte er wirklich erwartet, dass ich den Blinker nach rechts gesetzt hätte und zum Haus von Louis gefahren wäre. Und dennoch hat er diesen Satz ausgesprochen. Er wusste, dass die Kinder bereits ihre Augen geschlossen hatten und die Nacht fast hereingebrochen war, dass der Verkehr enorm war, aber dennoch sagte er: »Sollen wir Louis besuchen?«
Das Problem lag nicht in der Tatsache, dass er es gesagt hat, obwohl es nicht möglich war, das Problem war, dass ich wusste, dass dieser Satz von ihm kommen würde. Ich hatte darauf gewartet, ich hatte mich vor diesen Worten gefürchtet, wie wenn ich gefürchtet hätte, dass ein Kran seine Last auf meinen Kopf krachen lässt, wenn ich über eine Baustelle laufe. Es war so vorhersehbar, dass es zwangsläufig wurde. Er hat nicht gesagt: »Schade, ich hätte jetzt gerne Louis besucht!« oder »Das nächste Mal organisieren wir es so, dass wir früher losfahren und auf dem Nachhauseweg noch bei Louis vorbeischauen.« Nein, dieser Satz wurde gesagt, weil

er gesagt werden *musste*, weil jedes Mal, wenn wir von Fontainebleau nach Hause fahren und an diese Kreuzung kommen, sich die Möglichkeit auftut, Louis zu besuchen, und diese Möglichkeit *muss* laut ausgesprochen werden, gemäß dem zwingenden Gesetz, das den Alltag seit Urzeiten regiert und das vorschreibt, in ewiger Wiederholung auf dem Unnötigen zu bestehen.

Die Tatsache, dass der Satz keine neue Information enthält, keine Antwort fordert und auch kein Gefühl ausdrückt, wäre bereits Grund genug, zu schweigen. Aber weit gefehlt: Gesetz ist Gesetz, und wenn es etwas zu sagen gibt, das seine eigene Nutzlosigkeit ausdrückt, fordert die Herrschaft des Alltags, es unverzüglich der Person mitzuteilen, die unausbleiblich und systematisch Tag und Nacht an seiner Seite ist. Der Ehepartner ist der beste Empfänger für solche fruchtlosen Gedanken und leeren Phrasen, die, weil ausgesprochen, sich mit dem Ballast einer Absicht beladen sehen und schwer auf dem ohnehin fragilen Rhythmus eines »gemeinsam« verbrachten Tages lasten.

In der Familie wird geherrscht, die Sprache dient nicht der Verständigung, sondern der Selbstvergewisserung. Es ist egal, was gesagt wird, Hauptsache, man macht mit seinem Mund Geräusche, um daran zu erinnern, dass man existiert, und um sich der Verbindung zwischen sich und den anderen zu vergewissern. Zur Not könnte der Satz aus den fünf kurzen Wörtern: »Wie viel Uhr ist es?« genauso gut durch fünf ähnlich lange Töne ersetzt werden, das fünfte Wort etwas hervorgehoben, um den Charakter der Frage zu verdeutlichen, und die Antwort –»Es ist drei viertel Sieben« – könnte ebenfalls durch Töne gleicher Länge ersetzt werden, die durch einen tieferen Ton einer Note einen besonderen Akzent erhalten, um den affirmativen Charakter des Satzes herauszustreichen (und wie gleichgültig es einem ist, wie spät es ist). Dieser Satz musste gesagt werden, weil er wusste, dass auch ich daran dachte, und indem er auf diese Weise unsere Gemeinschaft ins Spiel bringen oder sich ihrer versichern wollte, entging es ihm völlig, dass er mich mit diesem Satz gerade Dutzende Meter aus dem Auto geschleudert hatte, dorthin, wo meine Gedanken für den Rest der Fahrt hängen geblieben waren.

»So kann es nicht weitergehen ...«

Man möchte mit den Sekunden um die Wette laufen, man denkt, man läuft aus Lust am Leben, aber wenn die Sekunden eine Tonne wiegen und man aufhören möchte zu rennen, wird einem bewusst, dass es unmöglich ist, denn man rannte nicht aus Lust, sondern aus der Notwendigkeit zu vergessen. Es ist unmöglich anzuhalten, denn die einzige Unterbrechung unserer Verfassung ist der Tod, und selbst wenn man die Schnauze voll hat, dann doch nicht bis zu dem Punkt, den eigenen Tod zu wollen, also was tun? Was tun mit den Momenten, wo alles zur Last wird, man nicht weiterweiß, man direkt zum nächsten Kapitel übergehen möchte? Wo ist der Pausenknopf? Leben, das heißt alles oder nichts. Dazwischen gibt es nichts. Was dem Dasein fehlt und was eine Menge Ehestreitigkeiten leichter machen würde, ist die Möglichkeit, sich für einen Moment aus diesem Spiel auszuklinken und sich eine kleine Atempause zu verschaffen. Die Seite einknicken und das Buch zuschlagen, um später den Fortlauf der Geschichte an derselben Stelle wiederaufzunehmen, wo man sie für einen Mittagsschlaf oder für einen Kaffee unterbrochen hatte.

Woher rührt die Vorliebe für Dramen, die den unbändigen Drang, alles zu beenden, in Szene setzen, sobald uns alles unerträglich erscheint, und die nichts anderes bedeutet als unsere Ohnmacht, uns mit dem auseinanderzusetzen, was sich uns entgegenstellt. Wie viele Ehestreitigkeiten enden mit der Drohung einer sofortigen Trennung, auch wenn das von den beiden Protagonisten nicht gewünscht wird? Weil wir uns nicht einig werden können, es für mich unerträglich ist, dass du etwas anderes als ich denkst, und ich weiß, dass du deine Meinung nicht ändern wirst, trennen wir uns. »So kann es nicht weitergehen«, sagt Roland Barthes in einem seiner *Fragmente der Sprache der Liebe* und spielt auf eine Bemerkung Lottes an, der Geliebten von Werther in Goethes gleichnamigen Roman, der vom verzweifelten Versuch eines Menschen handelt, sein eigenes Ende zu inszenieren, das er zu wünschen meint, weil ihm keine andere Wahl zur Verfügung steht.

... »und doch geht es weiter«

Also »so kann es nicht weitergehen«. – »Und doch geht es weiter«, so die Antwort Becketts. »Es folgt seinem Lauf.« Unsere zum Himmel ausgestreckten Arme werden daran nichts ändern, »es geht weiter«, und zwar bis zum Ende.

Wir sind erdrückt von dieser Kontinuität, eine Dampfwalze rollt über unsere Brust, aber wir tun so, als sei das normal, wachen jeden Morgen auf wie Winnie in Becketts Stück *Glückliche Tage* und tun so, als merkten wir nicht, dass wir bis zur Hüfte eingegraben sind, und sehen nur die Gegenstände, die uns umgeben: eine Zahnbürste, ein Kamm, ein Lippenstift, und dann vergisst man alles, um sie am nächsten Morgen wieder von Neuem zu entdecken, wie Winnie, die nun bis zum Hals eingegraben ist und erneut die Bestandsaufnahme macht: eine Zahnbürste, ein Kamm, ein Lippenstift, und sich an diese Gegenstände klammert, als seien sie das einzige Band, das sie mit dem Dasein verbindet, und sie summt: »köstliche Stunde, die uns langsam berauscht…« Und sie ist nicht unglücklich, sie kann ihren Partner nicht sehen, den einzigen anderen, Willie, weil der hinter dem Erdhügel steht, in dem sie eingegraben ist, aber sie spricht mit ihm, erinnert sich an das Leben von früher, Oh, die glücklichen Tage!, als wir noch lebten und das Leben nicht auf die paar Gegenstände des Alltags reduziert war, die nun Reliquien eines vergangenen Lebens sind, von dem man nicht weiß, ob es wirklich existiert hat, aber egal, das hält sie am Leben, wie bei Oblomow, es ist das Leben von früher, das alles zusammenhält, die Vergangenheit oder der Mythos, den man sich fabriziert, indem man Fantasien mit der Erinnerung verschmelzen lässt.

Winnie wacht erneut auf, zum letzten Mal. Dann geht das Licht aus. Ihr ist die Möglichkeit genommen, sich über die Wiederholung zu beschweren, weil ihre Erinnerung geschwunden ist – und sie vergisst, wer sie ist, also was sie gemacht hat. Aber auch, weil sich ihr Leben nicht wiederholt, es stagniert, »und doch geht es weiter, etwas folgt seinem Lauf«, die dürre Linie der Existenz, auf die sich alles beschränkt und die das gewöhnliche Leben zu beherrschen versucht.

Ordinare, Sie erinnern sich: Etwas in Ordnung bringen, besteht darin, eine Wiederholung einzuführen, die man das Alltägliche nennt, den täglichen Trott, die Routine, die sich Tag und Nacht wiederholt, bis zu dem Punkt, dass wir überzeugt sind, dass die Sachen selbst sich wiederholen, dass das Leben sich wiederholt wie die Jahreszeiten, während wir im Gegensatz zum Frühling, der jedes Jahr wiederkehrt, nur eine Blütezeit erleben dürfen und jeden Tag ein wenig mehr sterben, aber das ist ja schwer zu akzeptieren, also tun wir so, also ob auch für uns alle Dinge sich wiederholen, das ist einfacher. Und Sie glauben, Sie bekommen Ihre Ruhe?

Das gewöhnliche Leben ist ein falscher Fuffziger. Man tut so, als hätte es sich damit, nur ein »ruhiges Leben« zu führen. Als wolle man keine Abenteuer. Das Geheimnis des Glücks, verehrte Dame, ist es, die kleinen Dinge des Lebens zu genießen! Nichts Schöneres als ein Kinderlachen. Und die Gesundheit vor allem, die Gesundheit, die ist wichtig! Leben wir glücklich, leben wir im Verborgenen. Stecken Sie den Kopf in den Sand, verschränken Sie die Arme. Blicken Sie auf die Turmuhr, die uns die Stunde unseres Todes vorhersagt, und lassen Sie es sich in den Falten des Sichtreibenlassens gut gehen.

Nur haut das die meiste Zeit nicht hin, es will uns nicht gelingen. Besser, es sich gleich einzugestehen: Weil doch das Leben der Menschen gleichzeitig provisorisch ist und sich dauernd fortsetzt, weil nichts von Dauer ist, *aber* die Zeit sich nicht aufhalten lässt, ist die Ruhe nicht von dieser Welt. Und das ist gut so. Möge der Stachel der Unruhe Sie immer wieder wachrufen, bis Sie von Ihrem Plastikschemel aufspringen und damit beginnen ... ja, womit eigentlich? Stellen Sie sich wenigstens ein einziges Mal die Frage, ohne auf die Uhr zu schauen, ob die Zahl der zurückgelegten Jahre, die Prüfungen und Ängste, die damit verbunden waren, ob Sie all das gelebt haben, um sich in den Glauben

eines Geborgenseins im Gewöhnlichen zu flüchten, um ein kümmerliches Dasein zu fristen von morgens bis abends, ohne große Ambitionen, ohne ein anderes Projekt, als mit Ihren Nächsten die Tatsachen unserer das Leben bestimmenden Tatsachen zu teilen, ohne einmal tiefer zu graben und einmal den Müll wegzuräumen, der Ihre Wünsche begräbt und Sie glauben lässt, zu leben hieße, Schweres zu ertragen, sich an Uhrzeiten zu klammern, als würde das Leben davon abhängen, die Stunden zu zählen bis zur nächsten Mahlzeit, Preise von Duschgels zu vergleichen und in der WhatsApp-Gruppe der Familie zu erfahren, dass Ihre Kusine von ihrem Bio-Müsli Blähungen bekommt.
Unsere Tage können nicht nur aus dem bestehen, was wir anderen von ihnen erzählen. Genauso gut könnten wir sie erfinden und anstelle Routiniers des Gewöhnlichen zu sein, Schriftsteller werden.

Die Erwartung ist ein Wahnzustand

Die Zeit ist noch nicht gekommen, aber ich bin bereit, ich warte noch. Ich bin nicht die Einzige, die wartet.

Was mich betrifft, Warten beruhigt mich, weil es mir ein Ziel gibt. Warten hat den positiven Effekt, dass es den Körper und den Geist in Gänze mobilisiert und dem Dasein eine Richtung vorgibt, wenn dieses durch seine Zwecklosigkeit oder seine Unnötigkeit verletzt. Warten heißt, bereits etwas im Hinblick auf den zu tun, den man erwartet. Und in meinem Fall gibt es nicht nur Godot, sondern er lebt bereits in meinem Bauch. Aber was ist mit dem anderen? Der oder die, die mit leerem Bauch warten?

1948, Camus war verheiratet und war Familienvater, beschloss er, seiner heimlichen Liebe zu der Schauspielerin Maria Casarès, die er vier Jahre zuvor kennengelernt hatte, eine Chance zu geben. Sie waren oft getrennt, schrieben sich aber bis zum Unfalltod von Camus im Jahr 1960 häufig leidenschaftliche Briefe. Am 1. Januar 1949 schrieb ihm Maria Casarès, die auf Unabhängigkeit, Amour fou und Einsamkeit schwörte: »Ich habe mich dabei überrascht, mir ein Kind von dir zu wünschen und dich bei der Geburt an meiner Seite haben zu wollen.«

Albert Camus geht nicht sofort auf dieses Bekenntnis ein, aber ein Jahr später schreibt er aus Cabris in der Nähe von Grasse, wo er sich mit seiner Ehefrau Francine aufhielt, um seine Tuberkulose zu heilen: »Seit zwei Tagen bin ich nicht auf dem Damm. Kopfschmerzen, Wellen von Übelkeit, ich fühle mich, als wäre ich schwanger. Sogar meinen erholten Teint habe ich verloren. Aber ich nehme an, das geht vorüber. Tatsächlich, aber es ist dumm, das zu sagen, ist dieses Warten so beklommen, dass es mich am Ende sogar körperlich ermüdet. Ich stelle mir dich unaufhörlich vor und erlebe schon im Voraus unser Wiedersehen. Dabei verhalte ich mich vernünftig: geregelter Tagesablauf, regelmäßige Arbeit (was nicht unbedingt auch fruchtbar bedeutet. Es gibt einfach gute und schlechte Tage), aufmerksame Pflege. Aber der Glücksentzug wirkt sich auf mich manchmal wie Unterernährung oder auch Ersticken aus. Schließlich kommt meine ganze Hoffnung, mein ganzer Mut von der Erwartung einer vollkommenen Vereinigung, Liebe, Erregung, Lust und absoluter Freiheit zwischen uns, der Körper und der Seele, Transparenz und Natürlichkeit. Und ich erwarte sie nicht wie eine Utopie. Ich erwarte sie, weil ich ihrer sicher bin. Und sie ist nicht so fern, nein, sie ist nicht so fern.«

Die Symptome, die er beschreibt, sind die Symptome einer Frau zu Beginn ihrer Schwangerschaft: Kopfschmerzen, Übelkeit, ärztliche Betreuung und dann jenes wunderbare: »Ich habe sogar meinen ausgeruhten Teint verloren.«

Hier steckt keine Metapher im Vokabular: Der Philosoph spürt körperlich, was er beschreibt, als wären es nicht die Hormone, sondern das Phänomen des Wartens selbst, das diese physiologischen Störungen hervorrief. Das Warten auf ein »totales Wiedersehen«, auch wenn es sicher scheint, ändert nichts an dem Wahn, in den es den Wartenden stürzt.

»Das Wesen, das ich erwarte, ist kein reales«, schreibt Barthes, dem sich in seinem Abschnitt über *Die Erwartung* der Vergleich des Liebenden mit dem Mütterlichen ganz natürlich aufdrängt: »Wie der Säugling die Brust der Mutter, so schaffe ich es aus meiner Liebesfähigkeit, aus dem Bedürfnis, das ich nach ihm habe, immer wieder neu; der Andere taucht da auf, wo ich ihn erwarte, da, wo ich ihn bereits erschaffen habe. Und wenn er nicht kommt, halluziniere ich ihn: Die Erwartung ist ein Wahnzustand.« Der Wahnzustand erreicht seinen Höhepunkt, wenn die Erwartung auf einen Geliebten gerichtet ist, mit dem es noch kein Rendezvous gab, oder auf ein gewünschtes Kind, das noch nicht gezeugt wurde. Alles ist noch möglich, und darin besteht das Drama für den Wartenden: Das Mögliche schließt die Möglichkeit der Unmöglichkeit mit ein, denn was wäre, wenn es nie eintreten würde? Der Wahnzustand führt zu einer Abkehr von der Realität und zum Versinken in der Angst (verstanden als die Angst vor dem Nichtrealen, Nichtfassbaren). Die Erwartung eines Kindes *in utero* kann zu Wahnzuständen führen, aber sie macht nicht verrückt, weil der Geburtstermin unzweifelhaft bevorsteht. So wie Camus sich nach dem Körper seiner Geliebten sehnt und keinen Moment an ihrem Wiedersehen zweifelt, erschöpft die Schwangerschaft, liefert aber das Einzige, das wirklich zur Ruhe kommen lässt: Die Gewissheit der Begegnung. Die Erwartung ist ausnahmsweise einmal nicht vergeblich.

Aber für den (oder die), der kein Kind austrägt, ist es zum Verrücktwerden. Sie warten mit der Kraft ihres bereits liebenden Herzens: »Bin ich verliebt? – Ja, weil ich warte«, schreibt Barthes, und dennoch können sie nicht *dabei sein*, und die Rolle des Zeugen oder Assistenten, die sie dann vielleicht wählen können, ist weit davon entfernt, einen befriedigenden Ersatz für die berechtigte Frustration zu bieten. Aber diese Situation hat auch Vorteile: Das Fehlen der Hormone und eines runden Bauchs ermöglicht die Flucht oder die Verleugnung, wenn die Erwartung zu beängstigend ist, während eine schwangere Frau, selbst wenn das Warten zu Verirrungen führt, zur Langsamkeit und Unbeweglichkeit gezwungen ist. Es ist unser Kind, wir haben es beide gewollt und gemacht, aber es ist unmöglich, dass der andere es auf dieselbe Weise erlebt. Ich sage es mir mit der größten Naivität der Welt, dass es nicht normal ist, dass es so ist. Ich verstehe nicht, warum ich dieses Kind in mir tragen kann und er nicht. Ich habe den Eindruck, ihn um ein Privileg zu bringen. Ich kann nicht sagen: »Versetz dich einfach in meine Lage!« Und doch tue ich das die ganze Zeit.

Die Ambivalenzen des Wahns

Für mich schien es selbstverständlich, dass an dem Tag, an dem die Stiefmutter mitteilt, schwanger zu sein, und sich anschickt, nun selbst Mutter zu werden (wird aus der belle-mère dann eine hässliche oder unansehnliche Mutter?), dass dieses Ereignis als eine logische Entwicklung der Dinge aufgenommen würde. Was auch ist natürlicher, wenn sie, nachdem sie jahrelang die Kinder gebadet hat, die nicht die ihren waren, sie gefüttert und ihre Hausaufgaben gemacht hat, jetzt den Mann darum bittet, seinerseits eine Zeugung in Gang zu bringen, bei der sie dieses Mal die Hauptrolle spielen wird. Wenn sie bereits für die Verpflichtungen der Mutterschaft geradestehen muss, ohne jemals befruchtet worden zu sein, warum nicht auf der gleichen Partitur weiterspielen und der Sippe einen weiteren Mund zuführen?

Aber nein. Für ihn liegen die Dinge anders. Für ihn häufen sich die Kinder, er hält einen Taschenrechner in der Hand, und die Ankunft eines zusätzlichen Erdenbürgers bedeutet für ihn nichts anderes als das unmittelbare Bevorstehen der apokalyptischen Suche nach einer neuen Wohnung und die Zuspitzung finanzieller Sorgen. Es wird nicht ein Kind, das er sich wünscht mit der Person, die er liebt, es wird das Kind Nummer vier. Und vier ist zu viel. »Das kommt zu *früh*«, stellt er fest mit Blick auf den kleinen Körper, der nicht aus dem meinen gekommen war und der gerade das Laufen lernte, während seine großen Brüder ihre Ermunterung dadurch ausdrücken, dass sie sich wie bei Mortal Kombat den Hals abdrückten. »Wir werden noch ein Dutzend machen, wenn du das willst, aber nicht jetzt. Ich habe gerade erst ein Kind gekriegt!« Auch ich hätte lieber noch etwas gewartet, aber die Gebärmutter hat ihre eigenen Gesetze, die der Verstand nicht kennt, und die Ungeduld der Eierstöcke zusammen mit der Wiedersehensfreude hatten unsere Hochzeitsreise in einen Nestbau verwandelt.

Die Nachricht von der – trotz allem gewünschten – Schwangerschaft rief bei ihm augenblicklich eine Art Regression aus. Er fand es skandalös, berief sich auf das Vertrauen, das er der Stiefmutter gegen alle Umstände zugestanden hat, damit sich die Tragödie mit ihr nicht wiederholen würde, und vergaß dabei völlig, dass es, um ein Kind zu zeugen, immer zwei braucht, und der Zweite war er. Ich erinnerte ihn an unsere erhitzten Körper in Nîmes, oder war es auf Korsika? Auf jeden Fall war er nicht bereit, ich übrigens war es auch nicht, aber ich war schon an Bord gegangen und wusste, dass wir in ein paar Wochen gemeinsam die Überfahrt antreten würden. Aber zunächst war die Zeit reif für die Katastrophe. Er hatte durchaus Skrupel, um es mal so auszudrücken, aber seine Wut (seine Angst) entlud sich in einer Vielzahl von Handlungen und Gesten, die bewusst oder unbewusst – aber deutlich sichtbar – gegen mich gerichtet waren. Und er schlug mir Sachen vor, die, wie er wissen musste, für eine schwangere Frau verboten sind:

»Liebling, wollen wir uns heute Abend mit einer Flasche Burgunder betrinken?«
»Willst du Feuer ans Pulver legen?«
»Mein Herz, wie wäre es, wenn wir Weihnachten auf den Mont Blanc klettern?«

Sein Lächeln war durchgehend von einem trägen Schmollen begleitet, sein Blick blieb vage, um die schwer auf seinem Herzen lastende, dunkle Wolke besser zum Ausdruck zu bringen. Keine Leichtigkeit möglich. Das Wort »Ultraschall« durfte nicht ausgesprochen werden, ohne dass er sofort bleich wurde. Seine Arme blieben schlaff bei unseren zärtlichen Umarmungen. Der Blick ist nervös, aber aufmerksam: »Dein Bauch ist dicker geworden, oder?«

Und in diesen Momenten größter Not konnte er sogar so weit gehen, am Esstisch den drei bereits geborenen Kindern die Geschichte von dem Mann zu erzählen, der sein Baby in die Waschmaschine gesperrt und diese dann vor den Augen seiner Frau eingeschaltet hatte. »Was ist mit dem Baby passiert?«, fragen die Kinder erschrocken. »Nun, es ist gestorben!«, antwortet er in triumphierendem Tonfall. Nur der etwas verlegene Blick auf die Stiefmutter, die ihn mit Blicken tötet, lassen noch auf einen Rest von Gewissen bei ihm schließen, und er schüttelt entschuldigend den Kopf. Und fügt hinzu: »Das war aber nur, weil er das Kind nicht wollte und seine Frau es gegen seinen Willen behalten hat.« Da ihn der gesunde Menschenverstand noch nicht ganz verlassen hatte, merkte er schließlich, welchen Fauxpas er da begangen hatte, und stand schuldbewusst vom Tisch auf, um die Wasserkaraffe nachzufüllen. Als er wieder zurückkam, entschuldigte er sich nicht, aber als er die vier verstörten Gesichter wahrnahm, fragte er sich mit Blick auf die Stiefmutter: »Warum erzähl ich das eigentlich?«

Es war das erste Mal, dass ich einen unüberbrückbaren Gegensatz zwischen mir und ihm empfand. Dieses Kind haben wir gemeinsam gezeugt, aber es wird in *meinem* Bauch sein. Ist das also der Unterschied zwischen Mann und Frau? Und tatsächlich scheint das Experiment, das ich gerade durchführe, in den Augen der anderen den letzten Beweis zu liefern: Ich bin nicht nur schwanger, ich werde für sie vor allem zur Frau, und es ist das erste Mal, dass mein Geschlecht wichtiger wird als ich. Als ob man erst schwanger werden muss, um den offiziellen Status einer Frau zu erlangen, und als ob dieser Status von Bedeutung wäre.

Weit davon entfernt, hier jetzt neue Feminität für mich wachzurufen, ruht die Schwangerschaft mich vor mir aus. Ich bin nicht mehr nur ich selbst, sondern ich bin »schwanger«. Wenn dieses Etikett mir gefällt, dann darum, weil es eine außergewöhnliche und unbestreitbare Veränderung bedeutet. Nichts von dem, was mir passiert, ist übernatürlich, aber man spricht mit mir, als sei ich die Repräsentantin einer anderen Welt. Mein Körper ist Ort einer faszinierenden Verwandlung, ohne göttliches Eingreifen oder magische Kräfte, und wenn ich mich wohlfühle mit diesem Wandel, dann deshalb, weil ich meine Beziehung zum Dasein niemals anders begriffen habe als ein ständiges Werden. Schwanger zu sein, macht einen vertraut mit dem Grundgedanken, dass alles sich ändert, Tag für Tag, auf eine förmliche und nicht krankhafte Weise, und ich sehe keinen Grund, warum diese sekündliche Evolution nicht jedem von uns zugestanden (oder von ihm akzeptiert) werden könnte, auch jenen, deren Bauch sich wölbt, ohne dass da jemand drin wohnt, und die sich am Sonntagvormittag um ein Spielbrett versammeln. Was wird von alldem bleiben, wenn mein Bauch wieder zu seiner ursprünglichen Form zurückfinden wird?

Im Bauch des Wals

Man zeugt nicht ein Kind, wie man ein Buch schreibt. Während das Erstere auf Gedeih und Verderb das endgültige Ende der Einsamkeit bedeutet, erfordert das Letztere eine radikale und bedingungslose Abgeschiedenheit, die durch Schwangerschaft und Muttersein vorübergehend undenkbar wird.
Ich denke gleich, seitdem es in mir ist, ich werde abgehört, ich vermute, dass alle meine Gedanken von ihm in Form von positiven oder negativen Gefühlen empfangen werden. Mein Innenleben beherbergt einen anderen als mich, und das ist nicht die kleine unversöhnliche

Stimme in mir, die mich zusammenstaucht, wenn ich mich einer Sache schuldig gemacht habe. Ein schweigsamer Unbekannter, der mir bereits sein Tempo vorgibt. Das Buch hingegen, das ich schreibe, beruhigt mich, denn ich weiß, was auch immer passiert, sei es ein traumatisches Ereignis oder ein belangloser Tag (beide haben ihre Fallgruben), dass ich *etwas daraus machen* kann.

Nur wird in beiden Fällen aus mir etwas herauskommen, das nicht ich bin. Ich würde nicht mehr völlig verschwinden können. Selbst wenn ich morgen sterben würde, ich wäre gewesen. Schluss mit der ewigen Selbstversicherung, mit Fragen wie, ob es die Leute, die ich durch das Fenster auf der Straße reden höre, wirklich gibt, und warum ich jedes Mal gegen etwas stoße, wenn ich aufstehe oder in ein Zimmer komme, als ob diese Unfälle (und manchmal auch die Schmerzen) der direkteste Weg zur Realität wären. Übrigens stoße ich mich nicht mehr, seit ich schwanger bin.

Emerson, Thoreau und Cavell hatten mich über die Jahre hin begleitet. Ich hatte einen Vertrag mit einem Verlag unterschrieben, den ich wieder aufgelöst habe, weil ich für den Inhalt meines Buches keine zufriedenstellende Form gefunden hatte. Aber meine Hartnäckigkeit, das zu erfassen, was ich nicht benennen konnte, hatte nicht nachgelassen, und da ich mich weigerte, zwischen dem Schreiben und dem Leben wählen zu müssen, lernte ich, überall zu schreiben, am Küchentisch, umgeben von Kindern, in der Métro. Dadurch kam ich zu dem Schluss, dass das Gewöhnliche abbildet, was die Philosophie abwehrt oder heruntermacht, als würde es ihre Arbeit bedrohen (was ist das gewöhnliche Leben, wenn nicht die Abfolge von Zwängen, die die Geistestätigkeit behindern) und ihre Inhalte infrage stellen (zu welchem Ende sollte man philosophieren, wenn es nur um die Beschreibung von Banalitäten geht?).

Treibt man Philosophie mittels Vermeidung von Allgemeinplätzen? Aus Vergnügen am Randständigen? Vielleicht ist es so. Und wenn, ganz einfach gesprochen, das Gewöhnliche nicht Sache der Philosophie wäre? Gibt es da eine klare Trennung vom gewöhnlichen Leben auf der einen und vom Denken auf der anderen Seite? Das ist es, was die von Männern ohne mentale Belastung geschriebene Geschichte der Philosophie glauben lässt. Emerson fragte: »Wovon lässt sich wirklich der Sinn erkennen?« Seine Antwort hörte sich an wie ein Gebet: »Das Fleisch, das auf dem Herd brät, die Milch, die sich im Topf erhitzt, das Lied, das man auf der Straße summt ...«

Nach zweihundert Seiten, einer Wiederverheiratung und drei Stiefkindern war ich wieder am Ausgangspunkt angekommen.

Um mich herum ähnelte die Wohnung dem Inneren eines Wals, der eine Bibliothek verschluckt hatte. Montaigne, Nietzsche und zuletzt Clément Rosset hatten sich auf Bücherstapeln angesammelt, die sich auf meinem Schreibtisch, unter der Nachttischlampe, auf dem Esstisch und sogar im Zimmer der Kinder (im Original aber illustriert) türmten. Ich lebte inmitten von Büchern, aber ich las eher wenig, immer dieselben Bücher, und niemals bis zum Ende. Ich schlug immer wieder *Die fröhliche Wissenschaft* auf gut Glück auf und klappte das Buch schnell wieder zu, in der Gewissheit, dass der eine oder andere Aphorismus, den ich herausgepickt hatte, mich die nächsten Wochen begleiten würde. Ich entdeckte *Das Reale in seiner Einzigartigkeit* und *Das Reale. Traktat über die Idiotie* und fand, dass sowohl Rosset wie auch Nietzsche in allem recht hatten. Hatte man das Recht, so etwas zur Philosophie zu machen, über seinen Wohnungsnachbarn sprechen oder über Trinksucht, scherzhafterweise Descartes' Bienenwachs mit einem Stück Camembert vergleichen?

Emerson sitzt zu Füßen des Vertrauten, während Rosset das Wirkliche am Kragen packt und nicht mehr loslässt: »Je intensiver das Gefühl für das Wirkliche ist, desto unbeschreiblicher und dunkler wird es.« Rossets Bücher sprechen von nichts anderem als von diesem Misslingen im Benennen dessen, was da ist und was wir nicht sehen wollen, und von den Doppelgängern (fiktionale Darstellungen, bis zu den beiden Schulze und Schultze, den falschen Zwillingen von Hergé), die wir uns erschaffen, um die Wirklichkeit besser ignorieren zu können. In diesem Sinn, erklärt er, ist der Säufer, der doppelt sieht, weiser als der Nüchterne, der sich zwar gerade hält, aber ständig wegschaut.

Das Ende der vierten Staffel von *Mad Men* kommt mir wieder in den Sinn, wo Don und Betty, die seit der ersten Staffel ein Paar waren, sich endgültig trennen, und die Kamera in einer unendlich langen Einstellung bei einer Whiskyflasche auf dem Küchentisch stehen bleibt. Mir schien, dass die Flasche auf dem Bildschirm mir etwas sagen wollte. Sie stand da, fast lebendig, sie durchbrach den Abstand von Fiktion und Fernsehen, um mir etwas ins Ohr zu flüstern, was ich nicht verstand.
Im Schrank links vom Kühlschrank hinter dem Milchpulver meines jüngsten Stiefsohns, hinter den Milchschokoladenbiskuits der größeren Stiefsöhne (trotz meiner wiederholten Bitte hatten sie sich nicht von dunkler Schokolade überzeugen lassen, genauso wenig wie von den Dinosauriern), stand eine identische Flasche. Sollte der Rausch das Geheimnis des klaren Sehens sein? Musste ich doppelt sehen, um besser sehen zu können? Alle Gläser waren in der Spülmaschine. Ich zögerte kurz, ob ich mir ein Glas aus dem frisch gereinigten Baby-

fläschchen genehmigen sollte, führte dann aber die Flasche direkt an meine Lippen.

Der Alkohol brannte mir im Hals, dann stieg sein malzig-blumiges Aroma langsam hoch in meinen Gaumen. Mit brennenden Lippen, dem Buch Rossets in der einen, der Flasche in der anderen Hand, nahm ich meine Lektüre wieder auf. »Er hat schon alles gesagt«, seufzte ich, als ich feststellte, dass in jedem Satz, in dem das Wort »wirklich« vorkam, ich es ohne Verluste durch das Wort »gewöhnlich« ersetzen konnte. »Je intensiver das Gefühl für das *Gewöhnliche* ist, desto unbeschreiblicher und dunkler ist es ...« – »Die Mitteilungen aus dem *Gewöhnlichen* sind daher immer am Ende unterschiedslos, weil sie einen monotonen und unbedeutenden Tenor haben ...«, wie das funktionierte!

Seite um Seite formulierte *Das Reale. Traktat über die Idiotie*, was ich seit so langer Zeit zu schreiben versuchte. Je mehr ich las und je mehr ich trank, wuchs meine Verzweiflung. War es das wert? Durch den Whisky steigerte sich meine Verzweiflung. Warum sollte ich mich in ein Thema verbeißen, über das alles gesagt war? Ich war zu Malcolm Lowrys torkelndem Konsul geworden, der sich unter dem Vulkan seinen Weg sucht und dauernd vor sich hersagt, was er sowieso weiß. »Was das Wirkliche betrifft«, so insistiert Rosset, »so kann es, wenn es darauf besteht und unbedingt wahrgenommen werden will, sich immer noch zum Teufel scheren.« »Und das Gewöhnliche gleich mit«, brummte ich und nahm den letzten Schluck aus der Flasche.

Rokomorphismus

Am nächsten Morgen fand der große Aufbruch in die Schulferien statt. Wir hatten wie jedes Jahr geplant, mit der Familie eine Woche im Süden Korsikas zu verbringen. Ich nahm mit Erleichterung die Verpflichtung wahr, verließ den Bauch des Wals und durfte endlich aufatmen.

Ich verbrachte den ersten Tag am Meer, um mein Buch und den Wein aus meinem Kopf zu vertreiben und beschloss, am Ende des Tages alles Weitere meinem Körper zu überlassen und davon zu profitieren, dass man hier am Strand *geradeaus* laufen konnte (anstatt wie im Jardin du Luxembourg im Kreis). Ich war bereits über eine halbe Stunde in großen Sprüngen über den Sand gelaufen, als vor mir eine riesige ineinander geschichtete safrangelbe Felsformation auftauchte, an der die Wellen des Meers mit ohrenbetäubendem Lärm zerschellten.

Die vom Wetter geschaffenen Formen waren verblüffend, fast monströse Steinformen, dann wieder perfekt gebogene, glatte Kugeln. Ich sprintete zurück zum Haus und kam außer Atem zurück mit meinen Kletterschuhen und dem Magnesiabeutel in den Händen, die ich auf Reisen immer mit mir führe. In der untergehenden Sonne färbten sich die Felsen feuerrot.
Ich beobachtete diese Massen aus Mineral, die mir ein Zeichen zu machen schienen. Sie zeigten mir ihren glatten, an anderen Stellen unebenen Rücken, wie eine Katze, die sich auf dem Rücken wälzt, um gestreichelt zu werden.
Ein etwa zwanzig Meter breiter, teils ockerfarbener, teils violetter Streifen aus hohem und gezacktem Fels teilte den Strand in zwei Hälften, wie der Rückenkamm eines Stegosaurus mit seinen hochragenden Spitzen, meine Finger berührten die vielen Vorsprünge des zerklüfteten Steins, Blasen, Schichten, Schrammen, es war ein Festmahl für Kletterer. Ich musste einige Male hochschauen, um meine Route festzulegen, jedes Detail bedeutete eine Welt für sich, an die sich die nächste fügte. Aus der Entfernung war mir das Gebilde harmonisch erschienen, die Spitzen zeigten alle in dieselbe Richtung, aber von Nahem betrachtet passte nichts zusammen, jeder Zentimeter schien anders zu sein als der danebenliegende.
Etwas weiter entfernt reckte sich ein riesiger, etwa drei Meter hoher Monolith, imposant und schön anzu-

sehen, ein in der Horizontale gespaltener Fels mit zwei Löchern, die ihm einen menschlichen Ausdruck verliehen. Ich musste an meinen Vater denken. An seiner Seite eine Reihe gleichförmiger, aber kleinerer Felsen, die sich wie Kinder um ihn versammelt hatten. Mir gerade gegenüber, etwas weiter im Wasser, befand sich ein langgestreckter Fels, dessen Form einem Labrador ähnelte. Eine etwas dunklere Linie durchzog ihn von links nach rechts, wie eine Narbe, die mich an jene wie mit einem Strich gezogene Narbe knapp über meiner linken Brust erinnerte. Durch diese Wunde identifizierte ich mich mit dem Fels. Ich machte aus ihm keinen Menschen, sondern aus mir einen Felsen. Ich beneidete ihn um seine steinerne, mineralische Existenz. Gibt es so etwas wie Rokomorphismus?

»Genau was ich suche«, sagte ich zu mir, während ich weiter den Felsen nach der besten Aufstiegsmöglichkeit untersuchte. Ich wollte mich so in der Welt fühlen, wie ich meine Hand auf diesem Felsen fühlte, die Sicherheit eines stabilen Kontakts und mit der Festigkeit einer Verankerung im Granit. Ich blickte nach oben auf der Suche nach einer gangbaren Route zum Gipfel. Ich wünschte mir die unmittelbare Natürlichkeit beim Anfassen und den Felsen anstelle des Bodens. Meine Finger tasteten nach Vertiefungen, Vorsprüngen, die kleinste Unebenheit, in die ich greifen konnte. Ich wünschte mir einen guten Ausgangspunkt, um das Gleichgewicht zu halten. Indem ich meinen linken Fuß auf einen leicht erhöhten Vorsprung stellte, die rechte Hand auf der Felswand, fand ich den nötigen Schwung, um meinen linken Arm ein wenig weiter nach oben zu werfen und mich dort mit zwei Fingerspitzen in eine kleine Felsspalte zu klammern.

Der Aufstieg beginnt. Die Spitze meines rechten Schuhs stützt sich auf einen kleinen Felszacken, meine Fingerspitzen greifen in eine winzige Spalte über meinem Kopf und die Kraft meines Beins drückt mich hoch bis zum nächsten Griff. Die Wand ist wie ein Reibeisen, hier und da hervorstehende Körner, die die Haut bei abrupten Bewegungen aufreißen können. Ich stelle sicher, dass ich, indem ich meinen Körper auf Äußerste anspanne, Halt finde und den Magnesiabeutel an meiner Hüfte erreiche, tauche dann meine linke Hand in den kleinen Beutel, hole etwas von dem weißen Pulver heraus. Die Kletterkreide entzieht Feuchtigkeit und ermöglicht einen besseren Halt der Haut am Felsen. Die Wellen unter mir spielen verrückt, der Jodgeschmack auf meinen Lippen vermischt sich mit dem des Whiskys vom vergangenen Abend und der Wind schafft es, alle meine Grübeleien zu vertreiben.

Mir ist klar, sobald ich nicht mehr voll konzentriert mit meinen Gedanken hier bin, wie ich mich jetzt meterweit über dem Boden nur mit der Kraft meines Zeige- und Mittelfingers halte, würde es meinen Absturz bedeuten. Ich schmiege mich so nah wie möglich an die Struktur der Felswand. Ein nur halber Zentimeter großer Winkel reicht aus, um mich mit der Fußspitze abzustoßen und mich zum nächsten Griff zu katapultieren. In der Mitte des Blocks taste ich den Felsen ab, suche einen möglichen Halt, eine Hand nach der anderen, ein Fuß nach dem anderen, teste ich die Stabilität der einen, dann einer anderen Position, werfe dann meine Hand blind nach oben, denn ein Überhang in der Wand lässt mich nicht sehen, meine Finger fühlen einen kleinen Hohlraum an der Kante, da können sie sich festklammern mit gut verkeilten Fingergliedern, ich kann meinen Fuß zu meinem Oberkörper heranziehen auf der Suche nach einem neuen Griff, der es mir erlaubt, den Körper zu strecken und den Gipfel zu erreichen. Die Hände liegen flach auf, und ich muss alle Kraft meiner Arme anwenden, um mich auf den Felsen hochzuziehen, wo ich endlich mit klopfendem Herzen auf meinen Füßen stehen kann. Oben bläst der Wind stärker. Der Nahkampf ist vorbei. Im warmen Licht des zu Ende gehenden Tages verschmelzen Sonne, Meer und die Felsen, eine Welt, die mich nicht braucht und die ich, mehr als alles andere, liebe.

Bevor ich aufbreche, berühre ich für ein letztes Mal den Block aus Granit und stelle mir vor, dass Reiter mit ihren Pferden ein ähnliches Verhältnis haben wie ich mit den Felsen. Ich drücke mit meiner Handfläche fest gegen den Stein, es ist ein herzhafter Händedruck. Ich war wieder zur Ruhe gekommen. Ich wusste, dass dieser Stein mich überleben würde, und es war für mich eine Quelle des Trosts, als ob er notwendig wäre für den guten Lauf der Welt. Der Stein ist das, was mich auf dieser Welt völlig ausschließt und was ich am meisten beneide. Langsam ging ich durch die dunkel gewordene Nacht zu unserem Haus zurück und stellte mir vor, wie glücklich Sisyphos gewesen sein muss.

Das Auftauchen des Monströsen

Die Übelkeit der schwangeren Frau lässt sie nicht doppelt sehen. Aber die Säure, die ihr in den Rachen steigt, erinnert sie in den seltenen Momenten der Amnesie, dass ein Eindringling sich dort eingenistet hat, wo eigentlich so wenig Platz ist. Zwischen zwei Eileitern, der Blase und dem Rektum wohnt ein zusätzliches Lebewesen, das sich durch eine bläuliche Schnur von

dem ernährt, was sie isst, und in wenigen Monaten von der Größe einer Ameise zu einer Wassermelone heranwachsen wird. Manchmal beginnt schon die große Liebe, und manchmal bereitet die Alien-Saga ein neues Kapitel vor.
Welcher Unterschied besteht zwischen dem Embryo und dem Parasiten, der den Körper überfällt und sich auf Kosten anderer Arten vermehrt? Ich sehe die Königinmutter mit ihren vier Tentakeln vor mir, wie sie durch einen riesigen Nabel Dutzende Eier gebiert, und ich frage mich, ob der Fötus, sobald er aus meinem Bauch kommt, sich auf mein Gesicht saugen wird, um mir mit seinen acht Füßen einen neuen Embryo in meinen Körper zu spritzen, der ein paar Wochen später aus mir herausschießt und mir den Thorax sprengt. Ich trage auch diese Möglichkeit des Monströsen in mir, und die Übelkeit wird zur Angst, und die ganze Welt wird angsteinflößend.

Ich kannte das Unbehagen, das durch eine zu intensive Präsenz des Daseins entsteht und von mir in den Augenblicken des Gewöhnlichen Besitz ergreift, ich entdecke die Beunruhigung, die aus der Gewissheit resultiert, dass es etwas *darüber hinaus* gibt, einen Mehrwert des Daseins, der kein Doppelgänger ist und auch nicht die Folge des Rauschs, sondern das Umkippen vom Nichts zum Etwas und vom Nichtsein zum Leben. Paradoxerweise besänftigt mich diese Beunruhigung, im Unterschied zur Ruhelosigkeit, die grundlos ist, hat die Beunruhigung ein Objekt, das ich benennen kann. Ich bin beunruhigt um jemanden, während ich ganz einfach grundlos ruhelos bin. Von nun an also werde ich beunruhigt sein, was mich vor der Ruhelosigkeit ruhen lässt.

Hörnchennudeln mit Butter

Daran liegt es, dass die Welt der Schwangeren nicht dieselbe sein kann wie die von Roquentin, dem Erzähler von *Der Ekel*, den die Realität körperlich krank macht. Lange nach Emerson und Cavell hatte mir die Lektüre von Sartres Roman geholfen, diese Art von Verwirrung zur Sprache zu bringen, die mir Augenblicke des Gewöhnlichen auf eine spektakuläre Weise auslösen. Roquentin sieht eine Parkbank und meint, dort einen Toten zu sehen, seine eigene Hand scheint sich von seinem Körper zu lösen und eine simple Kastanienbaumwurzel wird für ihn zum Anlass, zu verstehen, was »existieren« wirklich bedeutet.

Wenn man die Dinge an der Wurzel packt, erkennt man, dass die Dinge so sind, wie sie erscheinen, *und das ist alles*, die Existenz birgt weder ein Geheimnis noch eine über sie hinausgehende Wahrheit, was wir sehen, ist nicht eine äußere Erscheinung, die eine geheimnisvolle Essenz enthält, es ist alles das, was es zu sehen gibt, der Mann, der im Supermarkt Schlange steht, die Kante des Gehwegs, Blätter, die fallen oder wachsen, das Glasauge meines Großvaters, es gibt nichts dahinter, und andernorts ist es genauso, wie also nicht krank werden angesichts dieser totalen Wertlosigkeit der Existenz? Ohne mich würde die Welt nicht weniger rundlaufen, ich existiere ohne Grund, ich existiere ganz einfach, und wenn ich nicht etwas unternehme, das heißt, wenn ich nichts erschaffe ausgehend von meinem eigenen Leben, wenn ich nicht davon berichte, dann wird mein Tod die sichere und sofortige Auflösung dessen sein, was ich gewesen war, in dem, was nicht mehr ist, und es wird keinen Unterschied zwischen meinem Leben und dieser Kastanienbaumwurzel geben. Auch mir wird übel bei dieser Vorstellung.

Wo aber liegt der Unterschied zwischen dieser Übelkeit und der, die ich empfinde, wenn mein Baby etwas zu stark auf meinen Magen drückt? Die Letztere kann ich mit einem Teller Hörnchennudeln mit Butter verschwinden lassen; die Erste aber hat sich an meine Haut geklebt und wird unerträglich, wenn es mir nicht gelingt, die Wörter zu finden. Diese »monströsen und wabbeligen Massen, ungeordnet – nackt, von einer erschreckenden und obszönen Nacktheit«, die Roquentin an Ort und an der Stelle der Parkbank und der Wurzel des Kastanienbaums wahrnimmt, das waren für mich als Kind die Nacktschnecken, die mich in Furcht und Schrecken versetzten, wenn mich meine Eltern zum Spazierengehen in den Wald mitnahmen, oder die nackten, kalten Füße, die mich bei den Mahlzeiten der Familie unter dem Tisch streiften, wobei es nicht an der Kälte lag, dass ich das nicht ertrug, sondern daran, dass sie ganz einfach nur vorhanden waren und mich dadurch erinnerten, dass die Existenz sich *auch auf das* zurückführen ließ, auf eine Nacktschnecke, einen kalten Fuß, die in mein Universum eindrangen, das Wirkliche, das auf mich heruntertroff, um mich unverfroren an seine eigene Bedeutungslosigkeit zu erinnern; das war der »eigentliche Teig der Dinge«, den Roquentin beim Anblick mit dieser Wurzel des Kastanienbaums zum ersten Mal versteht, »diese Wurzel war in Existenz eingeknetet«, und ich selbst konnte so gut verstehen, was das heißen sollte: in die Existenz eingeknetet zu sein, Winnie, Oblomow, die alte Dame an ihrem Fenster, der Widerwille gegen das Schleimige (in Berührung mit dem Schleimigen zu kommen, schreibt Sartre in *Das Sein und das Nichts*, heißt, zu riskieren, von den Dingen aufgesogen zu werden, »wie die Tinte vom Löschblatt«), das ist meine Art, in der Welt zu sein. Camus genießt, Sartre kotzt, ich trage beides in mir.

Eine neue Welt?

Aber etwas hat sich verändert. Ich gehöre nicht mehr jener Welt an. Denn ich kann nicht mehr behaupten, dass alles da ist, was ich vor Augen habe, weil genau gesehen das bevorstehende Ereignis noch nicht auf der Welt ist. Ich hätte nie geglaubt, in der Lage sein zu können, diesen Satz einmal in aller Nüchternheit auszusprechen, aber das Wirkliche ist ganz einfach nicht mehr *dasselbe*. Ich unterscheide mich von Roquentin, weil die Existenz nicht mehr nur dieser wabbelige Teig ist, in dem ich jeden Tag stecke, sondern auch dieser lebende Fötus, der in meinem Bauch boxt. Das ist dieselbe Wirklichkeit, die ebenso die unendlich langen Momente auf Omas Sofa produziert (»Wer möchte noch ein warmes Getränk?«), wie auch den mikroskopischen und spektakulären Übergang vom »Fast nichts« bis zum »Schon jemand«. Es ist dieselbe Welt, in der die ewige Wiederkehr des Frühlings und gleichzeitig das plötzliche Erscheinen einer radikalen Veränderung in der Gebärmutter stattfindet. Es gibt ein Mehr in der Existenz, als meine Sinne mir vermitteln, und dieses »Mehr« ist kein Anderswo und auch kein Jenseits, sondern es ist ein Wesen aus Fleisch und Blut, das sich friedlich im Innern meines Bauchs satt isst. Eine verdoppelte Immanenz.

Was hat sich verändert? Die Wirklichkeit ist zum Geheimniskrämer geworden, sie zeigt die neue Existenz in Form eines Versteckspiels. Ein Embryo ist die Anti-Wurzel des Kastanienbaums, man sieht es niemals, oder nur auf sehr schattenhafte Weise, in Schwarz-Weiß, im Ultraschall alle drei Monate, und bei diesem Versteckspiel hat die unerträgliche Faktizität der Existenz keinen Platz mehr. Ich stehe davor, einen anderen als mich selbst zu gebären, die Übelkeit hat ein Ende, und es ist die ganze Welt, die ins Wanken gerät.

Kurz vor dem Kippen

Ich hatte mehrere Hundert Seiten Text angesammelt. Ich hatte ohne Unterbrechung geschrieben, aber weniges produziert, Einfälle hatte ich nur in Form von Bruchstücken, die ich schnell aufs Papier warf und deren Wiederlesen mich entmutigte. Bestimmte Absätze schienen das, was ich sagen wollte, auf den Punkt gebracht zu haben, aber ich war mir bewusst, dass ich nur um den heißen Brei herumredete. Es war noch nicht das, es war immer noch nicht das. Die Seiten häuften sich an, und das Leben ging weiter, Monate gingen vorbei, und die Kinder wurden größer, die Kakerlake ließ sich immer seltener sehen, und unsere Leidenschaft hielt alldem Stand, ich stellte mir die Frage, wie wir es anstellen könnten, dass unser Fieber nie vorhersehbar würde, dass unsere Liebe immer das heilige Gegenmittel bliebe, die wir nicht untergehen und sie zum Hampelmann unserer Tage und zum Automaten unserer Nächte lassen würden. Wie nicht der Mechanik verfallen, wie es schaffen, die Wiederholung zu etwas Neuem zu verwandeln?

Es geht um Wörter. Wie das sagen, was ich sagen will, ohne den Eindruck zu haben, es bereits gesagt zu haben oder es nicht *genau* gesagt zu haben, zumal das, was ich sagen möchte, mir vordergründig so selbstverständlich und so einfach erscheint, doch das Einfache ist das Komplizierteste, das Einfache ist das, was durch die plumpen Finger der Sprache rinnt, »In diesem Punkt liegt etwas so Einfaches, etwas unendlich Einfaches, so außergewöhnlich Einfaches, dass es dem Philosoph niemals gelungen ist, es auszudrücken«, schrieb Bergson und fügt hinzu: »und deshalb hat er sein ganzes Leben lang darüber gesprochen.« Sein Leben lang über das zu schreiben, über das man nicht schreiben kann? Sein Leben lang gelehrte Argumentationen erbauen in der Hoffnung, sich so nah wie möglich dem anzunähern, von dem die Theorien uns entfernen?

Die »Wirkliche«, das »Einfache«, das »Absurde«, der »Ekel«, jeder Philosoph hat sein Steckenpferd, ich hatte meines das »Gewöhnliche« genannt, und es war weiterhin weder ein Konzept noch eine Intuition, vielmehr war es eine Art stumme Erfahrung, die meine Ausdauer strapazierte und aus der ich keinerlei Erkenntnis bezog. Im Grunde, sagte ich mir, als ich die Seiten, die ich in den letzten Wochen geschrieben hatte, erneut vornahm, habe ich nichts geschrieben, was eine Stunde der Mühe wert gewesen wäre. Ich war der Frédéric Moreau des Schreibens geworden, der entschlusslose Antiheld aus *Lehrjahre der Männlichkeit*, der sein Leben damit verbringt, es zu verfehlen. Jedes Mal, wenn ich meinen Faden an der Stelle wiederaufnahm, an der ich am Vorabend aufgehört hatte, wusste ich, dass der Ausgangspunkt nicht der richtige war: Wo hatte alles angefangen? Die Erfahrung ließ sich nicht zur Sprache bringen.

Dann zeigte eines Morgens, es ist jetzt fast neun Monate her, das kleine weiße Stäbchen auf dem Waschbecken zwei Striche. Zwei Striche, wie zwei Wesen, es wären nicht mehr ich und die anderen, sondern ich wäre zwei geworden, ich und er, ich und irgendein anderer, *gleichzeitig*. Am Abend davor hatte ich einen kleinen Text von Emerson entdeckt, dessen Überschrift »Erfahrung« mich neugierig gemacht hatte. Er schreibt dunkel und melancholisch, sein junger Sohn ist gerade gestorben, und seine Trauer steigert sich durch die Gewissheit, dass er sich von diesem Kummer erholen wird.

Emerson gelingt es nicht, seine Erfahrung in der Welt zu verankern. Er vergleicht das, was uns zustößt, mit Regentropfen, die von unserer Regenjacke perlen und zu Boden fallen, ohne in unsere Seele oder in unseren Körper einzudringen. Er weiß, dass es auf Erden nichts gibt, das eine Existenz zweifelsfrei *begründen* könnte. Dass die Trauer nachlassen und er den Verlust seines Sohnes überleben könnte, das Leben weiterginge und die Freude zurückkehren könnte, das sind alles Tatsachen, die sein Erstaunen nähren. Gibt es denn nichts, was uns unserer Verbindung mit der Welt versichern könnte? Müssen wir erst auf unseren eigenen Tod warten, um unsere Verankerung mit der Welt zu erkennen?

»Als mein Sohn gestorben ist, es ist jetzt über zwei Jahre her, schien es mir, als hätte ich einen schönen Besitz verloren – nichts weiter.« Diese Behauptung ist skandalös. Von einem von der Trauer erschlagenen Mann verdient sie aber ernst genommen zu werden. Emerson stimmt diese Feststellung nicht froh. Er findet darin im Gegenteil eine weitere Quelle des Kummers: Der Tod seines Sohnes führt nicht zu seinem eigenen Tod. Er kann weiterleben, während sein Sohn nicht mehr da ist, darin liegt das Unerträgliche. Wie kann die unbedingte Liebe, die der Vater für seinen Sohn empfindet, keine physische oder organische Auswirkung zur Folge haben? Wie können Vater und Sohn derart getrennt sein?

»I grieve that grief will teach me nothing«, (»Ich traure, dass mich Trauer nichts lehren kann«): Das ist die Aussage eines äußerst radikalen Skeptizismus. Wenn wenigstens der unerträgliche Schmerz Quelle der Erkenntnis sein könnte! Er beobachtet, wie um ihn herum Menschen zusammenbrechen und wehklagen in der Hoffnung, dass der Schmerz sie der Wirklichkeit näherbringen möge. Wenn ich leide, lebe ich! Und wenn ich klage, dann nur, um mir zu versichern, dass auch die anderen wissen, dass ich am Leben bin. Soweit der Schmerz beneidenswert ist, dann weil er uns in eine direkte Beziehung zu unserem Körper bringt, die Verbindung ist hergestellt, der Zweifel verflüchtigt sich. Was nicht bedeutet, dass die Menschen, die sich beschweren, nicht wirklich Schmerz empfinden, noch dass Klagen unbegründet sein müssen. Aber Emerson beobachtet, dass die Klage oft einen anderen Hintergrund hat: Das Lamento richtet sich nicht auf das, was nicht mehr ist, sondern auf das, was niemals gewesen ist und was es niemals geben wird, der letzte Beweis unserer Existenz, den die Erfahrung uns nicht liefern kann.

Das ist der Grund, warum Kummer mich am Ende nichts lehrt außer seiner eigenen Bedeutungslosigkeit. Wenn wenigstens der Tod seines Sohnes ihn in Verbindung mit der Wirklichkeit hätte bringen können, dann wäre sein Kummer zu etwas nützlich gewesen. Unakzeptabel der Gratischarakter, dass dieses Ereignis wertlos ist (im Sinne der Nutzlosigkeit). Der Philosoph stößt an die Grenzen seines Denkens. Von diesem Ereignis hat er keinen Gewinn, es gelingt ihm nicht, dieses Drama in etwas Verwertbares für den Geist zu verwandeln, er steht buchstäblich ohnmächtig vor der Existenz wie vor einer unüberwindbaren Mauer. Sein Sohn ist tot, und das verändert nichts. Weder verändert es ihn, noch macht es ihn weise; und seine Traurigkeit macht ihn verrückt, weil sie keinerlei Wert für ihn bedeutet.

Dieser Text, so schien es, konnte mir mittels seiner präzisen Formulierungen die Quelle meiner Ruhelosigkeit beschreiben. Unsere Existenz in dieser Welt ist ohne Bindung, nichts hält uns hier, und das Anderswo existiert nicht.

Ich empfange, also bin ich

Einige Tage später saß ich in der Métro, die über die Brücke von Bir-Hakeim fuhr, ich beobachtete die Menschen, die im Eilschritt zehn Meter unter mir gingen, und begriff mit einem Mal, dass ich zum ersten Mal in meinem Leben dabei war, eine Erfahrung zu machen, an der es nichts zu zweifeln gab.
Ich trage ein Leben in mir, sagte ich mir mehrmals, es ist also gut, dass ich existiere! In meiner Mitte befand sich der spürbare Beweis meiner Existenz. Ich begriff, dass am Ursprung meiner Ruhelosigkeit ein unausrottbarer und tiefsitzender Zweifel, eine solche Ungläubigkeit war, was die Verbindung zwischen der Welt, den anderen und mir betraf, ein Zögern, meine eigene Person betreffend, das Fehlen einer greifbaren Gewissheit, was mich daran hinderte, was auch immer es sei zu bestätigen. Bis zu diesem Zeitpunkt war das einzig Zweifellose, das ich erfahren hatte, die Unmöglichkeit, dem gewöhnlichen

Leben zu entkommen. Hartnäckig und gnadenlos hatte es sich wie ein bedrückender Dämon immer wieder in Erinnerung gebracht.

Aber von nun an trug ich einen anderen in mir, einen anderen Körper, eine andere Perspektive, auch ein anderes Geschlecht. Er war zu klein, als dass ich ihn hätte auch nur spüren können, wie er sich bewegte, seine Gegenwart zeigte sich mir in Form von Symptomen, der Übelkeit, geschwollenen Brüsten, fettigem Haar. Aber auch ohne physische Manifestationen hatte ich den kaum zwei Zentimeter großen Embryo auf dem Bildschirm des Ultraschalls gesehen und seinen Puls gehört. Ich habe ein anderes Herz als das meine in meinem Körper schlagen hören. Dieses schlagende Herz, das mich der Lebensfähigkeit des Embryos versichert hatte, lieferte mir die Gewissheit, die das Schlagen meines eigenen Herzens mir nie hat geben können. Zwei Herzen in einem einzigen Körper hatten dazu geführt, dass meine Existenz ein Zuhause gefunden hatte.

Anywhere out of the world – wie Baudelaire glaubte ich, dass die Lösung eine Ausgangstür sein musste, so weit wie möglich entfernt von mir und der Welt, dabei war es eine geheime Falltür, zu der ich gelangte, ohne auch nur einen Finger zu rühren. Also war es kein: »Ich denke, also bin ich«, sondern ein »Ich werde ein Leben hervorbringen, also existiere ich!« In diesem Moment genau kann die Ungewissheit das Feld meiner Existenz nicht gänzlich überdecken.

Und ich muss an all jene denken, die nicht diese Erfahrung machen, weil es ihnen nicht möglich ist oder weil sie es anders entschieden haben, und die die Mehrheit der Menschen ausmachen, die seit den Anfängen die Geschichte der Philosophie leben lassen. Leben in sich zu tragen. Was ändert das wirklich? Am Denken, am Schreiben? Hätte Baudelaire sein Gedicht geschrieben (»Das Leben ist ein Krankenhaus, in dem jeder Patient den Wunsch hat, sein Bett zu wechseln«), wenn er das Neue in *seinem Inneren* gespürt hätte? Hätte Emerson seine »Experience« geschrieben, wenn er selbst ein Kind getragen hätte? Wäre Descartes gezwungen gewesen, die Gesamtheit der Welt infrage zu stellen, um seine eigene Existenz zu beweisen (zweifeln, das ist nachdenken, und denken heißt zwangsläufig »etwas sein«), wenn sich dieser Beweis in seinem Bauch befunden hätte?

Ich musste erst einmal den Mut aufbringen, auf Geschwätz, Allgemeinplätze und auf verlegenes Lächeln nichts zu geben, um zu erkennen, dass mich die Erfahrung der Schwangerschaft etwas gelehrt hatte. Wie hätte die Philosophiegeschichte ausgesehen, wäre sie von Personen geschrieben worden, die diese Erfahrung gemacht hatten?
Ich spreche von Personen, nicht von Frauen. Man kann Frau sein, ohne Mutter zu werden, ebenso kann ein Mann die Erfahrung von Schwangerschaft und Geburt voll und ganz erleben. Simone Weil, Hannah Arendt und Simone de Beauvoir sind drei der größten Denkerinnen des zwanzigsten Jahrhunderts; die Tatsache, dass keine von ihnen die Erfahrung des Mutterseins gemacht hat, macht sie nicht weniger zu Frauen – und auch nicht weniger zu Philosophen.

Genauer gesagt fordere ich eine geschlechtsspezifische Ununterscheidbarkeit sowohl die Praxis der Philosophie betreffend, wie überhaupt jeder Form menschlicher Aktivität. Der feststellbare (und tatsächliche) Unterschied zwischen Personen unterschiedlichen Geschlechts ist niemals wesentlich (im Sinne, dass er vom Wesen her einen Unterschied zwischen den Geschlechtern voraussetzt), um den Gehalt eines intellektuellen Gedankens oder einer wie auch immer gearteten Schöpfung zu qualifizieren. Dieser Unterschied ist allein Ergebnis eines langen Prozesses der Konditionierung, den wir gerade erst zu erschüttern beginnen. Wenn Arendt der Geburt einen entscheidenden Platz in ihrem Denken beimisst – bis zu dem Punkt, dass sie die Geburtenrate im Gegensatz zur Sterblichkeit für die zentrale Kategorie des politischen Denkens hält –, wenn sie sie für ein Bild des absoluten Anfangs hält, der in der wohlverstandenen Ausübung unserer Freiheit am Werk ist, wenn der Begriff für sie die Kraft eines fruchtbaren Konzepts für die Entwicklung ihres Denkens besitzt, muss man da annehmen, dass das so ist, weil sie eine Frau war? Das glaube ich nicht.

Die Geburtenrate, mag sein. Aber die Schwangerschaft? Die Geburt? Nicht die Schwangerschaft als *Bild* eines Denkens im Entstehen, sondern als *Erfahrung* eines Lebens im eigenen Inneren; nicht das Gebären als Idee, sondern die Geburt als gewalttätiger und schmerzhafter Akt?

»Geburtshilfe zu leisten nötigt mich der Gott, erzeugen aber hat er mir verwehrt«, das bedauert Sokrates, der seine Kunst mit der einer Hebamme vergleicht, die selbst nicht schwanger zu sein braucht, um Frauen bei der Geburt Hilfe zu leisten. »Von meiner Hebammenkunst nun gilt im Übrigen alles, was von der ihrigen;

sie unterscheidet sich aber dadurch, dass sie Männern die Geburtshilfe leistet und nicht Frauen, und dass sie für ihre gebärenden Seelen Sorge trägt und nicht für Leiber.«

Hier liegt der Unterschied zwischen der Philosophie, die sich als Arbeit der Seele begreift, und der Erfahrung, die ich mit meinem Körper machte. Indem Sokrates die Philosophie mit der Weisheit gleichsetzt, begründet er ein intellektuelles Verhalten, das ausschließlich durch eine Beziehung zum Wissen geleitet wurde (von der die Frauen aus Prinzip ausgeschlossen sind). Ob die Weisheit darin besteht, zu wissen oder nicht zu wissen (»Ich weiß, dass ich nichts weiß«, gilt als Sokrates' Definition der Weisheit), in beiden Fällen ist die Beziehung zum Wissen entscheidend.

Und der Körper? Ich habe Texte über Organismus und über Krankheit gelesen, die als Objekte des Denkens die von Sokrates behauptete Vorherrschaft des Geistes über den Körper umstoßen könnten. Sogar die Unterscheidung zwischen Körper und Geist wurde infrage gestellt (Spinoza zum Beispiel: Was, wenn der Körper nur der andere Name des Geistes wäre, und umgekehrt?). Der Körper, der zweifelt, der Körper, der dem Denken das Wort abschneidet, der sich gegen es durchsetzt, sich querstellt, sich vom Raum des Denkens löst, sich der jeweiligen Tagesstimmung überlässt, stört und blockiert, der leidet und genießt, der als Körper in die Schrift dringt und nicht als Konzept, diesen Körper gibt es auch in der Philosophie. Aber der Körper als Ort eines anderen Lebens als des eigenen? Der Körper, der wirklich etwas zur Welt bringt? Die Geburt nicht als Metapher? Schweigen. Die Erfahrung der Schwangerschaft und ihrer Beendigung, also der Geburt, die am Beginn des menschlichen Lebens stehen, werden nur als Bilder herangezogen, um die Rolle der Philosophie seit Sokrates zu beschreiben, stellen aber in Wirklichkeit etwas Ungedachtes für die Philosophie dar.

Was bleibt dann von der Anstrengung, das Wirkliche durch das Denken zu begründen, wenn die Augen vor dem Ursprung verschlossen bleiben? Wovon reden die Philosophen wirklich, wenn sie es unterlassen, ihr Denken nicht in einer Erfahrung zu verankern, die die meisten von ihnen *nicht* machen können? Oder wenn man die Dinge umdreht, ist es nicht gerade deshalb, weil ihnen »Erzeugen verwehrt ist«, (um mit Sokrates zu sprechen), dass ihre philosophischen Überlegungen (verstanden als die Geburt einer bereits vorhandenen Weisheit), dazu verurteilt sind, ein Bild zu bleiben. Ein Als-ob? Wäre die Geschichte der Philosophie die Geschichte einer Metapher?

Unzweifelhaft

Man muss nicht unbedingt die Erfahrung von etwas gemacht haben, um darüber nachdenken zu können. Aber das, was man erlebt hat, formt das Denken.
So wie man ein Kind nicht nur mit dem Körper zur Welt bringt, sollte sich die Geburt eines Gedankens nicht ausschließlich durch den Geist vollziehen. Das Ereignis der Geburt eines Kindes verändert unser Denken ebenso wie unseren Körper: Letzterer findet im besten Fall zu seiner alten Form zurück, während sich unser Geist (das heißt die Art und Weise, wie ich das Leben verstehe) definitiv verändert findet. Mein Körper *trägt* ein Kind; mein Bewusstsein *erwartet* dieses Kind. Man könnte die beiden Begriffe umkehren: auch mein Bewusstsein trägt das Kind. Zu sehr darauf bedacht, die künstliche Unterscheidung zwischen Körper und Geist aufrechtzuerhalten, hat dieser Teil der Philosophie den Körper als Ort einer richtigen Geburt a priori ausgeschlossen. Und hat sich damit selbst die Möglichkeit genommen, zu erforschen, was die unerhörte Erfahrung der Schwangerschaft für die Ausübung ihrer Arbeit bedeutet.

Als ich an diesem Tag in der Métro saß, die die Seine überquerte, habe ich verstanden, dass meine Zweifel an eine Grenze gestoßen waren. Ich konnte nicht mehr rei-

nen Tisch machen und die ganze Welt infrage stellen. Ich konnte die Welt nicht mehr betrachten, als wäre ich nie ein Teil von ihr gewesen. Ich konnte mich nicht mehr fragen, ob der Traum wirklicher ist als der Tag davor, ich fragte mich nicht mehr nach dem Realitätsgehalt der Passanten, die ich aus dem Métrofenster sah. In mir lebte eine winzige Realität, die weder ich noch die Welt war, die mich aber hinderte, an dem einen oder anderen zu zweifeln und die mir zweifellos zum ersten Mal die Gewissheit gab, dass *etwas* existierte.
Ich kann nicht alles infrage stellen, weil ich schwanger bin. Ich kann nicht so tun, *als ob* ich ein anderes Herz als meines in meinem Körperinneren schlagen hörte. Meine Skepsis ist ins Wanken geraten. Ich bin gezwungen, mit beiden Beinen auf der Erde zu stehen. Und finde so die Stabilität, die mir kein Buch, keine Denkweise, keine Begegnung je verschafft hatte. Ich kann nicht mehr behaupten, dass ich nicht bin. Meine Existenz ist unzweifelhaft. Oder zumindest in diesem Moment war sie das.

Ich konnte mit dem Schreiben beginnen.

Meine Geburt war eine lange und schmerzhafte Tortur. Ich kann es nicht anders sagen. Ich habe zwölf Stunden lang ununterbrochen gelitten, von 21 Uhr bis um 9 Uhr am Morgen.
Zwölf Stunden dauerte die Schicht der Hebamme, die die Nacht an meiner Seite verbrachte. Ein elektrischer Schlag folgte dem nächsten, und dann kam schon wieder der nächste, die ganze Nacht ging das so, alle zwei Minuten fuhr es durch meinen Körper. Ich konnte mich nicht bewegen, nicht sprechen, nur ein- und ausatmen und hoffen, dass es vorbeiging. Und es ging vorbei, zwei Minuten lang, dann kam es wieder.
Es war ein Feiertag, einen Arzt bekam ich nicht zu Gesicht, aber die Hebamme war streng: Sie verbot die Verabreichung eines Betäubungsmittels, um das Öffnen des Gebärmutterhalses nicht aufzuhalten. Am frühen Morgen war ich völlig erschöpft. Dann die Nachricht: Der Muttermund hatte sich nicht geöffnet. Es hat nichts gebracht. Aber ich leide weiter. Für nichts.
Um 9 Uhr morgens, nach einer eisigen gemurmelten Verabschiedung, verlässt mich die Person im blauen Kittel, die die Nacht damit verbracht hatte, mir beim Schreien zuzusehen und den Künftigen-bereits-Vater dabei grandios zu ignorieren, eine neue Mannschaft betritt den Kreißsaal, neue Namensschilder, neue Kittel,

»Morgane« ersetzt »Sarah« und zeigt sich verwundert, dass keine Periduralanästhesie gemacht wurde. Ich bin verwundert über ihre Verwunderung und erzähle ihr, was die Hebamme in der Nacht dazu gesagt hat. Sie reißt bestürzt ihre großen blauen Augen auf. Die Anästhesisten kommen und stechen mir eine Nadel in den Rücken, um meinen Schmerz zu lindern, endlich. Ich spüre nichts mehr. Ich kann atmen. Ich lasse die Hand des Vaters los, der die Kinder zur Schule bringen muss, und setze allein die Nicht-Arbeit fort und warte auf seine Rückkehr.
Aber der Hals der Gebärmutter will sich immer noch nicht öffnen. Gerade mal einen Finger breit. Am Anfang des Nachmittags sind es anderthalb Finger. Ich bin nicht weitergekommen. Das Herz des Babys hat immer langsamer zu schlagen begonnen, meine Augen waren auf das EKG fixiert, 140 Schläge die Minute, 124, 108, 95, 89, das Gerät schlug Alarm, 80, 73, die Hebamme kommt ins Zimmer gerannt, 65, 59, schließlich der Operationssaal. Innerhalb von nur zwei Minuten lag ich auf dem Tisch.

Ein Laken vor meine Augen gespannt. Der Kopf flachgelegt, die Arme kreuzweise auseinander, die Hände auf den dafür vorgesehenen Auflagen. Ich sehe nichts. Die Anästhesisten sprechen ruhig mit mir, weil der Vater noch nicht wieder zurückgekommen ist, bietet einer mir an, meine Hand zu halten. Ich bin einverstanden. Ich habe vollkommenes Zutrauen zu ihm. Ich weiß weder, was passieren, noch wie lange es dauern wird. Die Hebamme legt eine kleine weiße Decke auf meinen Oberkörper knapp unter mein Kinn, da würde das Baby dann draufgelegt, sagt sie. Das Baby! Es wird also herauskommen?

Sie rennt raus auf den Flur, um den Vater abzufangen und ihn in den OP zu führen. Er ist nur ein paar Minuten von der Station entfernt, aber man kann nicht mehr warten. Der Chirurg beginnt. Das blaue Laken, vertikal vor meine Augen gespannt, versperrt mir die Sicht. Er kommentiert, was er tut, mit lauter Stimme. Ich spüre, wie seine Hände sehr tief in meinen Bauch eindringen. Ich spüre den Druck auf Darm und Gebärmutter, wie man mich abtastet, in mir wühlt. Durch meine Betäubung empfinde ich keinen Schmerz. Ich weiß nicht, was passiert. Nach ein paar Minuten sagt man mir, dass es gleich so weit sei. Ich habe weder das Skalpell noch das Herauskommen des Babys gespürt.

Ich weiß nicht mehr, wer den Satz sagt: »Er ist da«. Er ist da? Ich sehe ihn immer noch nicht, er ist noch auf der anderen Seite des Lakens, ich warte auf seinen Schrei, Sekunden der Angst, eine Ewigkeit, zum ersten Mal habe ich Angst, ich sehe ihn nicht, höre ihn nicht. »Geht es ihm gut?« Sein erster Schrei gibt mir die Antwort, seine Stimme durchdringt mein Herz mit un-

gekannter Intensität, seine Stimme, die sich überschlägt, und plötzlich liegt er auf mir, nur wenige Zentimeter vor meinem Gesicht. Die Begegnung. Zuerst dein Mund, dann deine Augen, wenige Sekunden, und alles beginnt.
Ich sah seinen Mund vor meinen Augen, seinen wunderschönen, weit geöffneten Mund, um ein erstes Weinen durchzulassen, sein schwitzender Vater hatte meine Hand wieder genommen, ich sah seinen Mund, dann sein Blick, er schaute zu mir hin, schaute zu seinem Vater, seine Augen pflanzten sich in unsere. Der erste Blick. Das ist der Beginn einer langen Serie von ersten Malen. Der erste Schrei. Das erste Mal, dass ich die Hand auf ihn lege. Die erste Zärtlichkeit. Das erste Mal überwältigt sein vom Glück.

Ich bin dir begegnet. Ich habe dich entdeckt. Ich habe dich gerochen, und seitdem verlasse ich dich nicht mehr. Die Monate und Jahre, die folgen werden, werden diese erste Begegnung zum Ursprung haben, dieses erste Mal von Angesicht zu Angesicht, dazu auch unsere ersten Worte, du hast geweint, wir redeten mit dir, beruhigten dich sofort, das waren unsere ersten Worte, keine Sorge, wir sind bei dir, alles wird gut, alles wird gut, mein Baby, ich liebe dich, du bist jetzt mit uns. Ich sagte diese neuen Worte, ich hatte noch niemals zu meinem Kind »Ich liebe dich« gesagt. Seine blauen Augen haben sich geöffnet und er hat uns angeschaut. Er hat aufgehört zu schreien. Dieser offene Mund, der mich an andere Münder erinnerte. Es war ein vertrauter Mund, und ich liebte ihn von der ersten Sekunde an. Der Blick, das war seiner. Er hat uns angeschaut. Fest. Mit großer Intensität. Von diesem ersten Blick an spüre ich für ihn eine unvorstellbare Liebe. Sofort. Vorbehaltlos und endgültig. Meine Liebe, meine Liebe. Ich habe nicht ausreichend zärtliche Worte für dich. Es reißt mir das Herz aus seiner Erstarrung.

Objektiv betrachtet, habe ich dich nicht aus mir herauskommen sehen. Ich fühlte, ohne zu leiden, alles passierte auf der anderen Seite des Lakens. Morgane, die Hebamme im rosafarbenen Kittel, hat ihn dann in ihre behandschuhten Hände genommen und ihn mir mit geübter Geste gezeigt, so wie man eine Seezunge vor dem Filetieren präsentiert. Hatte ich eine Geburt? Jemand hat meinen Bauch aufgeschnitten und mein Kind befreit. Ich musste nie pressen. Ich habe eine ganze Nacht lang extrem schmerzhafte Wehen gehabt, ohne dass irgendetwas geschah. Der Muttermund hat sich niemals geöffnet. Eine Zäsur mit dem Skalpell. Ein gemeinsamer Eingriff für ein singuläres Ereignis.

Warum sollte die Geburt mit Schmerzen verbunden sein? Warum hatte sich die Hebamme eine Nacht lang geweigert, etwas gegen meine Schmerzen zu unternehmen?
Es war nicht unser erstes Aufeinandertreffen. Noch kurz vor dem Termin musste ich wegen leichter Blutungen die Entbindungsstation aufsuchen. An diesem Abend waren wir ohne (die anderen) Kinder, er konnte mich trotz der Arbeit, die er noch bis zum nächsten Morgen zu erledigen hatte, in die Notaufnahme begleiten. Gegen drei Uhr morgens versuchte ich, im Sitzen einzuschlafen, weil es unmöglich war, mich mit meinem dicken Bauch auf die Bank im Wartesaal zu legen, während er eingeklemmt zwischen Kaffeemaschine und Desinfektionsspender in seinen Laptop tippte und versuchte, den Text fertigzustellen, den er am Morgen in seine Redaktion schicken musste.

Eine Hebamme forderte uns schließlich mit leiser Stimme auf, ihr in den Untersuchungsraum zu folgen. Sie ließ mich auf das Bett setzen und versuchte, das EKG in Gang zu setzen, was ihr nicht gelang, und rief schließlich eine Krankenschwester um Hilfe. »Wer ist die denn?«, murmelte Letztere, als sie das Zimmer verließ, und deutete mit dem Kinn auf die Frau, die für meine Untersuchung verantwortlich war. Sofort unruhig geworden, schaute ich auf das Namensschild auf ihrem hellblauen Kittel: Sie hieß Sarah und war tatsächlich »Hebamme«. Offenbar handelte es sich bei ihr um einen Neuzugang.

Ich ließ sie mich untersuchen, dann ließ sie uns allein, ohne uns über meine Situation informiert zu haben, mein Gefährte bot sich an, uns zwei Kaffee aus dem Automaten am Eingang zu holen. Es war 4:30 am Morgen, wir hatten die ganze Nacht über kein Auge zugemacht, und als er mit zwei heißen Bechern in der Hand zum Zimmer zurückkam, irrte er sich in der Tür und stand im Bereitschaftsraum des Personals, das sich direkt neben dem Behandlungszimmer befand, wo ich mit weit gespreizten Beinen und entblößtem Geschlechtsteil auf ihn wartete.
»Monsieur, Sie haben hier nichts verloren«, schleuderte ihm die Hebamme entgegen. Und angesichts des verdutzten Gesichtsausdrucks des zukünftigen Vaters wiederholte sie: »Monsieur, Sie gehören hier nicht hin.« – »Ich wollte meiner Frau einen Kaffee bringen und habe mich in der Tür geirrt, Sie werden da jetzt kein Drama daraus machen?« – »Monsieur, ich darf Sie auffordern, diesen Raum sofort zu verlassen!« – »Und ich darf Sie bitten, mit mir in einem anderen Ton zu reden! Ich habe die Tür verwechselt, das ist alles. Und ich habe auch

nicht die geringste Lust, mit Ihnen in einem Raum zu bleiben.« Ich rief nach ihm, um ihm den richtigen Weg anzuzeigen, er machte wütend kehrt und schüttete sich den Inhalt eines der Plastikbecher über seine Jeans. Mit bösem Blick und verbrühtem Oberschenkel hielt er mir den anderen Becher hin, und als ich gerade in lautes Lachen ausbrechen wollte, um die Situation zu entspannen, stieß er ein wütendes »Was für eine Idiotin!« aus, genau in dem Moment, in dem die Hebamme zurück ins Behandlungszimmer kam.

Mein Mund und meine Augen erstarrten. Sie holte übertrieben lange Luft, drückte Daumen und Zeigefinger beider Hände in Meditationsstellung aufeinander, schloss die Augen, um uns klarzumachen, dass sie versuchte, Ruhe zu bewahren, und als sie die Augen wieder öffnete, warf sie ihm einen verächtlichen Blick zu und stieß ihre Finger in meine Vagina. Sie waren kurz davor, sich zu prügeln. Ich hob den Finger zum Zeichen, dass ich etwas sagen wollte: »Was ist mit den Blutungen?« – »Alles in Ordnung, *da ist nichts.*«

Zwei Monate später, und auch wenn die Wahrscheinlichkeit für uns sprach (wir hatten uns eine Chance von eins zu vier ausgerechnet, am Tag X wieder bei derselben Hebamme zu landen), war es natürlich wieder »Sarah«, die mich erneut bat, mich aufs Bett zu setzen. »Wir fangen jetzt alles wieder von vorn an«, versicherte sie mir, bevor sie mir bis zum Ende ihrer Schicht Anästhesisten oder Schmerzmittel verweigern sollte. Geschah das aus Rache? Legitimer Groll? Für mich unerträglich der Gedanke, dass ihre Haltung von etwas anderem diktiert sein könnte als der Pflicht, mich bei der Geburt zu unterstützen und mir dafür die besten Bedingungen zu schaffen.

Die Geburt war für mich ein außergewöhnliches Erlebnis; für sie war es Routine, eine Zwölfstundenschicht unter wahrscheinlich wenig beneidenswerten Bedingungen, die immer gleichen dicken Bäuche, einer nach dem anderen, das Geschreie, das Zerreißen, die ersten Schreie des Kindes, das Blut, die Haare, die Plazenta, die Nabelschnur, die Scheren, die Tücher, die Desinfektion, lebensbedrohliche Notfälle ... Das war ihr täglich Brot, und der Schmerz ihrer Patientinnen war nur ein Detail unter vielem anderen, worauf sie zu achten hatte, um ihre Arbeit richtig zu machen. »Ich empfange Informationen. Nennen wir sie Schmerzen« (vage Erinnerungen an *Terminator 2*).

Hätte ich schreien müssen, um meinem Kind beim Herauskommen zu helfen, ich hätte es gerne gemacht, ich hatte neun Monate Zeit, um mich an diesen Gedanken zu gewöhnen, und ich kam in glücklicher Stimmung in der Entbindungsstation an, war bereit zu kämpfen, aber in meinem Fall haben die Wehen ihre Aufgabe nicht erfüllt, die darin besteht, den Muttermund zu öffnen, und weil »eine Spontangeburt auf alle Fälle besser ist«, wie mir die Hebamme versicherte, während sie mir zusah, wie ich mich vor Schmerzen krümmte, und weil die Periduralanästhesie wie jede andere Form von Betäubung die Folge hat, Wehen weiter hinauszuzögern, wie sie mir versicherte, müsse man eben die Zähne zusammenbeißen.

»Es ist ganz normal, dass Sie Schmerzen haben, Madame, Sie sind gerade dabei, ein Kind zu bekommen.« Aber worin nur bestand bei dieser, wie es auf Französisch heißt: »sage femme«, dieser weisen Frau, die Weisheit? Die Wehen lähmten mir alle zwei Minuten das Becken, und ihre Rolle war, mir zu sagen, »Sie bekommen ein Kind«? Was für eine Information oder welchen Trost wollte sie mir mit dieser Binsenwahrheit zukommen lassen? Es war derart selbstverständlich, dass es schon absurd war. Das »Sie sind gerade dabei, ein Kind zu bekommen« der Hebamme, gerichtet an eine Frau, die im neunten Monat schwanger war, mit geplatzter Fruchtblase im Kreißsaal einer Entbindungsstation lag, ist so überflüssig wie dieses »Ich möchte sogar sagen« der beiden Detektive Schultze und Schulze im Comic *Tim und Struppi*. Nicht nur, dass der Satz keine andere

Funktion hat, als zu beschreiben, was ganz eindeutig hier *gerade* passiert (es sei denn, man wollte einen ungewollt komischen Effekt erreichen, was mir nicht entgangen war, aber meine Lust auf Scherze hielt sich in Grenzen), sondern ermöglichte der Hebamme auch, dem, was sie vor Augen hatte, auszuweichen und das Wirkliche nicht auf das zurückzuführen, was passierte, sondern auf das, was sie darüber *sagte*.
Um das Wirkliche nicht als Ganzes zu sehen (ich war ja nicht nur gerade dabei, zu gebären, sondern war *auch gerade dabei*, unnötig zu leiden), tat sie so, als wolle sie die Wirklichkeit durch Sprache verdoppeln. »Sie sind gerade dabei, ein Kind zu bekommen.« Das Aussprechen dieses Satzes erlaubte ihr, das nicht zu Rechtfertigende zu rechtfertigen, nämlich, dass sie mich elend leiden ließ, ohne mir Hilfe anzubieten. Die Tautologie, das hat mich Clément Rosset gelehrt, ist die Kunst, das Wirkliche zu verdoppeln, um sich einfacher davon abwenden zu können.

Aber warum habe ich nicht länger darauf insistiert? Ich bin weder Arzt noch Hebamme, es war das erste Mal, dass ich versuchte, ein Kind zur Welt zu bringen, ich habe mich in die Hände derer begeben, die Bescheid wissen, und ich habe mich auf sie verlassen, so wie Theaitetos, der sich den Fragen von Sokrates beugte, um eine Wahrheit zu gebären, die bereits in ihm wohnte.

War es Demut oder Methode? Sokrates bekennt sich zu seiner Unfruchtbarkeit (er ist nicht im Besitz der Weisheit), um besser denen beim Gebären dessen zu helfen, was sie als Wissen bereits *in sich* tragen. Wie Sokrates sagt: »Es ist ganz offenbar, ohne jemals irgend etwas von mir gelernt zu haben, sondern nur aus sich selbst heraus entdecken sie viel Schönes und halten es fest; die Geburtshilfe indes leisten dabei der Gott und ich.«

Wo liegt der Unterschied zwischen Sokrates und der Hebamme? Der eine bringt Seelen zur Welt, die andere Körper. Er hilft Männern bei der Geburt (mein Pech), sie Frauen. Aber der eine wie die andere kümmern sich nur um diejenigen, die »bereit sind zu gebären«. Und schließlich, weil sie beide wissen, dass die Geburt immer mit Schmerzen verbunden ist, sind sie vertraut mit den Techniken, die helfen, »diese Schmerzen zu wecken und, zu lindern«. Die Person im blauen Kittel an meiner Seite, hat sie die Anordnungen eines Arztes ausgeführt (als das Pendant zum »Gott«, den Sokrates ins Spiel bringt?), der nicht die Güte hatte, sich zu mir zu bemühen? Oder fehlte ihr einfach das entsprechende Wissen, um den unvermeidlichen Geburtsschmerz abzuschwächen?
Sicher ist, dass ich mit ihr überhaupt nichts zur Welt gebracht habe, es sei denn, das Schuldgefühl, es nicht verstanden zu haben, mich *gegen alle Widerstände* für

eine Periduralanästhesie einzusetzen, sondern mehr auf ihren medizinischen Sachverstand vertraut habe statt auf meine eigene Einschätzung dessen, was erträglich ist.

Der Schlüssel des ganzen Geheimnisses ...

»Alles Einzelne im Akte der Zeugung, der Schwangerschaft, der Geburt erweckt die höchsten und feierlichsten Gefühle: In der Mysterienlehre ist der Schmerz heiliggesprochen: Die ,Wehen der Gebärerin' heiligen den Schmerz überhaupt – alles Werden und Wachsen, alles Zukunft Verbürgende bedingt den Schmerz«, schrieb Nietzsche im Jahrhundert vor der Erfindung der Periduralanästhesie.

Den Schmerz abzulehnen, das ist der Feind, stellte er mit Fug und Recht fest, und beklagte die Generationen von verweichlichten Männern, die sich aus Ängstlichkeit dem Schöpfungsakt verweigerten, Hunderte von Oblomows, die es in Kauf nahmen, dass sie auf ihrem gemütlichen Sofa liegend die menschliche Rasse auslöschen, von Feigheit und Wehmut überwältigt. Nietzsche war auch der Erste, der den Un-Sinn des Schmerzes verurteilte, den nutzlosen Schmerz, den dennoch das Christentum als eigentliche Bedingung der Existenz der sündigenden Menschen auf seine Fahnen schrieb: Wenn der Schmerz notwendig ist, dann um die Zukunft zu verbürgen und etwas anderes als sich selbst zu erschaffen: »Damit der Schöpfer selbst das Kind ist, das wiedergeboren wird, muss er den Willen der Gebärenden mit dem Schmerz der Geburt haben«, fährt Sokrates fort. Ich stimme der Feststellung zu, dass es legitim sein kann, in dem Moment Schmerzen zu haben, wenn man etwas anderes als sich selbst zur Welt bringt (eine Person oder ein Kunstwerk). Aber Legitimität heißt nicht, dass es notwendigerweise auch so sein muss: Auch wenn es legitim gewesen wäre, dass ich bei der Geburt leide, wäre es nicht notwendig gewesen, zu leiden, vor allem, um am Ende völlig ohne Schmerzen andere als mich die Arbeit an meiner Stelle beenden zu lassen. Habe ich deshalb *weniger* geboren?

Hier kommt man an die Grenze des von Nietzsche verwendeten Vergleichs (den er nicht erfunden hat), dem Vergleich zwischen der Geburt als dem Zur-Welt-Bringen durch Bauch oder Vagina und der Geburt eines Werks durch den Körper eines Menschen, unabhängig von seinem Geschlecht. Eine Frau, die niederkommt, ist keine Künstlerin. Sie erfüllt eine biologische Funktion, für die heute der Schmerz keine Notwendigkeit mehr darstellt. Es steht ihr frei, trotzdem den Schmerz zu wählen, der, wie Emerson zeigt, den direkten Kontakt mit der Wirklichkeit verspricht. Die Möglichkeit, den Schmerz zu wählen oder sich dagegen zu entscheiden, relativiert die Verwendung des Gebärens als Metapher für die Schöpfung, ein Begriff, der sich auch bei Simone de Beauvoir findet: »Die Frau, die erzeugt, kennt also nicht den Stolz der Schöpfung« kann man in *Das andere Geschlecht* lesen, »sie fühlt sich als passives Spielzeug dunkler Mächte, und die schmerzhafte Geburt ist ein unnötiger, wenn nicht lästiger Unfall. Später wird man das Kind zu schätzen wissen. Aber wie man es auch betrachtet, das Gebären und Stillen sind keine *Aktivitäten*, sondern es sind natürliche Funktionen; kein Plan ist hier mit eingebunden; aus diesem Grund findet eine Frau darin auch nicht den Grund einer stolzen Bestätigung ihrer Existenz; sie erleidet passiv ihr biologisches Schicksal.« Und während die Frau gegen ihren Willen Kinder zur Welt bringt, so Simone de Beauvoir weiter, zieht der Mann in den Krieg, und indem er die Größe seiner Macht ermisst, »verwirklicht er seine Existenz. Indem er sein Schicksal über das der Tiere stellt, erschafft er, ist größer als das Leben und öffnet die Zukunft.« – »Daher genießt innerhalb der Menschheit das höchste Ansehen nicht das Geschlecht, das gebiert, sondern das tötende Geschlecht.«

Und dann kommt die Philosophin zu dem Schluss: »Hier haben wir den Schlüssel des ganzen Geheimnisses in der Hand.«

1949, im Jahr, in dem *Das andere Geschlecht* veröffentlicht wurde, war es revolutionär, die Frau von ihrer biologischen Bestimmung zu trennen. Simone de Beauvoir übertreibt nicht: Befruchtung, Schwangerschaft und Geburt werden zur Qual, wenn man sie erleiden muss – zumal, wenn sich beim Mann die Lust und der Fortpflanzungssamen auf die gleiche Weise äußern (durch die Ejakulation), die Trennung des Fortpflanzungsorgans vom Lustorgan (der Klitoris) bei der Frau es ihr leichter macht zu genießen, ohne sich fortzupflanzen. Für eine Frau ist das nicht dieselbe Handlung, und dennoch ist sie es, die die Fortpflanzung über sich ergehen lässt, wenn das Ziel des Geschlechtsverkehrs nur die Suche nach Vergnügen ist. Die von Männern geprägte Auffassung von Sexualität bedurfte mehrerer Jahrtausende, um diese Möglichkeit zu erforschen, und wenn Simone de Beauvoir weder den Orgasmus noch die Klitoris erwähnt, dann weil das Vergnügen (und erst recht der Orgasmus) überflüssig erscheint im Hinblick auf das Projekt der Emanzipation des den natürlichen Funktionen unterworfenen weiblichen Körpers. Und es mussten nochmals fünfundsechzig Jahre verstreichen, bis die Darstellung dieses exklusiv weiblichen Lustorgans in *einigen* Schulbüchern Eingang fand.

Die Möglichkeit, Liebe zu machen, ohne die Absicht, sich fortzupflanzen, und die Möglichkeit, einen unerwünschten Embryo zu behalten oder nicht – in zwei Worten: Verhütung und Abtreibung – haben seit Veröffentlichung des Buches von Simone de Beauvoir dazu beigetragen, die Identifizierung der gebärenden Frau mit einem der Arbeit der Natur unterworfenen Instrument zu nuancieren, was nicht bedeutet, dass Letzteres schon völlig beherrscht ist. Eine gewählte und vollständig gewünschte Schwangerschaft garantiert nicht neun Monate der Ruhe; sie kann zu einer endlosen Reihe von erschöpfenden Zwängen werden.

Wenn ich gerne auf die »dunklen Mächte«, von denen de Beauvoir spricht, vertraut habe, wenn ich mich wollüstig dieser Passivität hingegeben habe, dann weil in keinem Moment bis zur Niederkunft weder ich noch das Kind in Gefahr gewesen waren, aber auch, weil die Schwangerschaft gewollt und ich mit dieser Passivität einverstanden war. Ich war schwanger bis zum Hals, aber ich war nicht Winnie, weil ich gebären würde und mich befreien von dem, was mich unbeweglich machte; auf meinem Sofa liegend war ich kein Oblomow, da ich die Entscheidung getroffen hatte, meine Suche nach

Ruhe endgültig über Bord zu werfen: Die Passivität hatte ihren Reiz, weil sie beschlossen war und meinem Wunsch entsprach, den Dingen endlich ihren Lauf zu lassen, und weil ich wusste, dass mein Warten ein Ende haben und dass dieses Ende nicht der Tod sein würde.

Zurück zur Tagesordnung

Er ist da, er lebt mit uns. Ich kann nicht genug bekommen von seinem Gesicht, seinem Blick, seinen großen Händen, seinen langen Beinen, den großen, so weichen Füßen. Alles steht Kopf. Kaum beginne ich zu schreiben, werde ich unterbrochen von seinen Geräuschen, seinem Lallen, seinem wunderbaren schiefen Grinsen, wenn er wach wird, er sich reckt und die Arme weit ausbreitet, die Beinchen in die Luft streckt, die Lippen aufstülpt und dann zu weinen beginnt, ein Lächeln andeutet und das Gesicht plötzlich wieder entspannt. Er schläft in seinem Zimmer, und wir, mein Lieber, sind in unserem Zimmer, das jetzt zum Büro geworden ist. Um immer in der Nähe des Babys zu sein, haben wir es so eingerichtet, zu Hause zu arbeiten; auf dem Boden um uns ein Meer von Büchern, die darauf warten, eingeräumt zu werden, die Kleidung auf dem Bett, die wir seit zwei Wochen nicht eingeräumt haben, und die frische Luft dieses verregneten Monats Mai, die ins Zimmer strömt und den Rauch deiner Zigaretten vertreibt. Wir arbeiten, das Baby schläft endlich, und wenn alles gut geht, werden wir uns ein gutes Leben machen, mein Lieber.

Die Wochen verstreichen, ein Rhythmus hat sich eingestellt, ich akzeptiere, dass er unregelmäßig ist und trotz der sich wiederholenden Tätigkeiten kein Tag dem anderen gleicht. Besucher geben sich die Klinke in die Hand, die üblichen Fragen häufen sich, um diesem außergewöhnlichen Ereignis durch Worte beizukommen: »Wem ähnelt er am meisten?« – »Schläft er schon durch?«, und vor allem die mit einem etwas verlegenen Lächeln losgelassene Frage: »Wollt ihr noch ein Zweites?« Worauf ich antworte: »Sie meinen wohl ein Fünftes?« Ich vergesse, dass manche Familien sich nach Fünfjahresplänen ausrichten.

Die Besucher, die Bescheid wissen, wiederholen mir immer wieder, dass im Leben eines Babys alles so regelmäßig wie möglich sein muss. Sein Alltag sollte eine Abfolge von Ritualen sein. Vom Aufwachen bis zum Schlafengehen dieselben Handbewegungen in immer derselben Reihenfolge, um es damit vertraut zu machen. »So weiß es, was es zu erwarten hat« und ist beruhigt.

Warum muss ein Baby wissen, was es zu erwarten hat? Es braucht die Kontinuität in der Person seiner Eltern und der Menschen, die es umgeben. Aber eine feste Ordnung? Für die Eltern hat das sicherlich Vorteile, sie können sich die Möglichkeit vorstellen, sich das Leben mit einem Neugeborenen einzurichten. Ich frage mich, natürlich muss ein Baby beruhigt werden, aber braucht es nur die Ordnung, um dies zu erreichen?
Das Spektakel, das du im Schlaf machst. Wenn du schläfst, schnarchst du, du maunzt, du plärrst, du strampelst, du brummst, schmollst, fängst an zu weinen und du räusperst deine kleinen Bronchien.
Bauchschmerzen werden zum Ereignis des Tages, du schreist stundenlang, es ist unmöglich, irgendetwas zu unternehmen, um es dir zu erleichtern, ich nehme dich auf den Arm, beruhige dich, spreche sanft mit dir, um dich zu trösten, du schreist dir die Lunge aus dem Hals vor Schmerz. Deine ersten Schmerzen. Der Verdauungsapparat, der sich erst in Stellung bringen muss. Ich bin immer in deiner Nähe, mein Rücken ist durch das Stillen in zwei Hälften gebrochen, dein Wohlbefinden braucht mich auf, ich bin ein Schwamm aus Gefühlen geworden. Wenn ich mich strecke, wenn ich die Stirn runzele, identifiziere ich mich mit dir, ich halte mich für dich. Du hängst den ganzen Tag an mir, und sobald ich dich zum Schlafen hinlege, schaue ich mir Fotos von dir an. Schaue in den Spiegel vor mir, je

mehr ich deine Mutter bin, desto weniger ähnele ich meiner.

Der gewöhnliche Kampf

Am Ende von sechs Wochen bin ich so erschöpft wie noch nie in meinem Leben. Das Schwierigste ist nicht das Baby, es ist das Leben, das um mich herum weitergeht, wenn ich mich einen Moment in eine Blase der Stille flüchten möchte. Um ein Uhr in der Nacht werde ich geweckt, wenn der Erwachsene ins Bett geht, dann um halb fünf, wenn unsere Katze Radau macht, weil eine andere Katze es wagt, in unseren Hof einzudringen, dann um halb sechs durch den Wecker des Vaters, der wieder zur Arbeit muss und aus dem Bett springt in Richtung des Badezimmers, um Viertel vor sechs das Erinnerungsklingeln des Weckers, das er beim Aufstehen vergessen hat abzustellen, um halb sieben läuft er mit einem Klacken der Absätze durch die Wohnung auf der Suche nach seinen Schlüsseln, die er nicht finden kann, um sieben Uhr müssen die zwei großen Kinder geweckt und ihnen Eier mit Speck serviert werden, während ich gleichzeitig die Milch für das Fläschchen für die kommende Nacht abpumpe und mir die Bemerkungen des Teenagers anhören und kommentieren muss, der sich über die fadenscheinigen Argumente der Schöpfungstheoretiker und die Vorgehensweise der CGT empört, immer darauf achtend, dass der andere mit in die Diskussion einbezogen wird und sich nicht alleingelassen fühlt, und ihn bitten, für die Schule saubere Kleidung anzuziehen und nicht wieder das T-Shirt vom Vortag, und auch nicht die dicke Jogginghose, weil draußen dreißig Grad sind, ständig die Ohren spitzen, um zu hören, ob der Kleine schon aufgewacht ist, dem Vater die Tür öffnen, der um Viertel vor acht zurückgekommen ist, um den Zweitgrößten zur Schule zu bringen, aber seine Schlüssel immer noch nicht gefunden hat, den anderen Großen ins Taxi setzen, den Frühstückstisch abräumen, der Kinderfrau öffnen, die wochentags kommt, um sich um das Baby zu kümmern und mir ein paar Stunden Ruhe zu geben, duschen gehen, aus dem Badezimmer kommen, ohne die Zeit gehabt zu haben, das Haar zu trocknen, weil das Baby nach seiner Zwischenmahlzeit verlangt, ihm die Brust geben, dabei verwaiste Nachrichten des Anrufbeantworters beantworten, um neun Uhr einem Freund aufmachen, der mich besuchen kommt, mit ihm um halb zehn rausgehen, um schnell einen Kaffee zu trinken, ihn zur Métro begleiten und um zehn Uhr die Gelegenheit ergreifen, neue Windeln zu kaufen, wieder nach oben gehen, mich fertigmachen, das Baby füttern, das vor dem Ende seiner Mahlzeit schon wieder eingeschlafen war, die Wohnung wieder verlassen, um mit der Métro um elf Uhr zur Hebamme (eine andere) zu fahren, da die Naht meines Kaiserschnitts nicht gut verheilt, bis Viertel vor zwölf warten, die Kinderfrau anrufen, ihr sagen, dass ich nicht vor halb eins zu Hause sein kann, obwohl sie schon um zwanzig nach zwölf die Wohnung verlassen muss, während meiner Untersuchung durch das lästige Geräusch einer Klingel gestört werden, dann in aller Eile die Métro zurück nehmen, nach Hause hasten, auf dem Weg bei einer Bäckerei Halt machen, um irgendetwas fürs Mittagessen zu kaufen, um fünf Minuten nach halb eins das Kindermädchen befreien, mein Sandwich essen und dabei beten, mehr als zehn Minuten Zeit zu haben, bevor er wach wird, ihn husten hören, zu ihm rennen, sein breites Lächeln mitten in der Wiege sehen, mit ihm schmusen, ihn füttern, dabei auf Pausen für sein Aufstoßen achten, versuchen, ihn um halb drei wieder schlafen zu legen, und dann endlich ein paar Minuten Zeit haben, um mich zu fragen, was man tun muss, um nichts zu tun.

Den Engel im Haus töten

So nennt Virginia Woolf den ersten Schritt, den eine Frau machen muss, bevor sie zu schreiben beginnt. Der Engel im Haus ist die Frau, die jeden Tag ihr Leben dafür opfert, die häusliche Harmonie aufrechtzuerhalten. »Der Engel im Haus war voll inniger Einfühlsamkeit. Sie war unendlich liebenswürdig. Sie war gänzlich selbstlos. Sie war unübertroffen in den schwierigen Künsten des Familienlebens. Täglich opferte sie sich auf. Gab es Hühnchen, nahm sie das Bein; war irgendwo Zugluft, saß sie darin – kurzum, sie war so beschaffen, dass sie weder einen eigenen Kopf noch einen eigenen Wunsch hatte, sondern es immer vorzog, mit den Köpfen und den Wünschen anderer übereinzustimmen. Vor allem – ich brauche es kaum zu sagen – war sie die Reinheit in Person. Ihre Reinheit, ihr Erröten und ihre exquisite Anmut machten ihren Charme und ihre Reize aus. In jenen Tagen gegen Ende des viktorianischen Zeitalters, hatte jeder Haushalt seinen Engel. Und als ich zu schreiben begann, stieß ich mich schon vom allerersten Wort an ihm.«

Virgina Woolf wurde keine Mutter. Ärzte hatten entschieden, dass sie zu schwächlich sei, und sie hat es ein Leben lang bedauert. Der herkulische Kampf gegen das häusliche Leben, den sie beschreibt, gilt für jeden

Menschen, der schöpferisch tätig werden will: Um etwas anderes zu erschaffen als sich selbst, muss er beobachten, Vorstellungskraft besitzen, arbeiten, Versuche unternehmen, immer wieder neu beginnen, und für all das braucht man Raum – sei es ein eigenes Zimmer, einen Schreibtisch, was auch immer, solange es ein Ort ist, in dem etwas ganz einem selbst gehört und man dort absolut allein sein kann, *a room of one's own* – und man braucht Zeit.

Nun, Zeit ist das, was durch das häusliche Leben getötet wird. Im Reich der Dinge gibt es immer etwas zu tun. Im familiären Umfeld ist nie etwas perfekt; aber ist die Hausfrau nicht der Engel, also das perfekte Wesen, das es nicht erträgt, wenn etwas nicht perfekt ist? Ihr Kopf ist voller Dinge, die zu erledigen sind, wie soll man da weiterschreiben können, wenn man sich Gedanken machen muss um die Essenszeiten, an die Zahl der restlichen Windeln, die Aktivitäten vor dem Baden, die Hose, die am Knie gestopft werden muss, die Vitamin-D-Ampulle, die vor sieben Uhr von der Apotheke abgeholt werden muss, den Zeitpunkt des letzten Stuhlgangs, das Abendmenü bezugnehmend auf die Beantwortung der vorhergehenden Frage?

Angesichts der Unmöglichkeit, sich genügend Zeit und Raum freizuschaufeln, um an etwas anderes denken

zu können als an die, die um einen herum sind, nicht, um an sich selbst zu denken, sondern um an *etwas anderes* zu denken, das nichts mit *den anderen* zu tun hat, das heißt, um zu arbeiten, sieht sich der Engel im Haus in einem mörderischen Kampf mit dem Teil seiner selbst gefangen, der das Geschirr abtrocknet und es zum Glänzen bringt, statt sich mit einem weniger strahlenden Glanz zufrieden zu geben: »Ich warf mich über sie, packte sie am Hals und versuchte mit all meiner Kraft, sie zu töten. Vor Gericht hätte ich nur eine Entschuldigung: Es war ein Fall von Notwehr: sie oder ich. Sie hätte meine Schriften jeglicher Substanz beraubt.«
La cosa mentale gegen die geistige Belastung: der Kampf des Jahrhunderts.

Der Verzicht auf häusliche Perfektion schließt Spaziergänge unter grauem Himmel und die Freude über gewöhnliche Tage nicht aus, die Woolf in ihrem Briefwechsel als die glücklichsten Tage ihres Lebens beschreibt, weil sie nur durch sie zu dem Ort geführt wurde, den sie mehr als alles andere gesucht hatte: die Harmonie. Aber auch nach dem Mord an dem Engel hinderten die Blutspuren auf dem Küchenboden sie nicht, »die Milch, die sich im Topf erhitzt«, und »das Fleisch, das auf dem Herd brät«, mit den Augen Emersons zu betrachten?

Die Wege kreuzen sich. Auf der einen Seite Emerson, der sich einen Neubeginn des Denkens wünscht, den er im Bereich des Gewöhnlichen verankert. Auf der anderen Virginia Woolf, die die lebenswichtige Notwendigkeit für die Schriftstellerin beschreibt, sich vom Diktat des Häuslichen zu befreien. In einem Fall ist es ein Mann, der die Möglichkeit hat, das Gewöhnliche von außen zu beobachten, und deshalb den Wunsch hat, sich dort stärker *durch das Denken* niederzulassen. Im anderen Fall ist es eine Frau, die daran erstickt und wünscht, sich daraus zu befreien, um *denken zu können*. Der Tod des Sohnes des Ersten lässt ihn die intellektuelle Fruchtbarkeit des Gewöhnlichen geringer einschätzen; die fehlende Mutterschaft der anderen wirft über den Alltag der Schriftstellerin den Schatten von Trauer und Melancholie. Und dann Thoreau, der sich aufmacht, ein anderes Leben zu leben, nachdem er festgestellt hatte, dass sich hinter dem gewöhnlichsten aller Leben ohne Kinder und ohne Kinderwunsch nichts als die Abfolge von Tagen und Nächten verbirgt und manchmal, und nur für eine Weile, die Möglichkeit, sich damit zufrieden zu geben,

Ich bin zum Gespenst meiner selbst geworden. Zu einem glücklichen Gespenst, aber zu einem Gespenst. Ich befinde mich in diesem zugleich an Hochgefühl und Katastrophe grenzenden Raum. Ich könnte von einem Moment zum anderen mit dem Weinen beginnen, so sehr ist mein Körper überlastet. Erschöpft sackt er zusammen und reißt mich mit sich. Mein Leben hat sich verdoppelt. Es ist genau dasselbe Leben wie vor seiner Geburt. Ich habe auf nichts verzichtet. Aber zu meinem Leben kommt von nun an seines hinzu, das ich fast in Gänze übernommen habe.

Warum sind Mütter von Babys immer müde? Auch wenn ihr Baby durchschläft? Weil sie nunmehr mit einem einzigen Körper, einem einzigen Herzen und einem einzigen Hirn gleichzeitig über zwei Leben wachen müssen. Ihre Reserven haben sich nicht verzehnfacht, obwohl der Bedarf an Energie sich verdoppelt hat. Ich arbeite in Vollzeit für zwei Menschen. Für meinen Schlaf und seinen Schlaf. Meine Mahlzeiten und seine Mahlzeiten. Seine Freizeit und mein völliges Fehlen von Freizeit. Ich mache Yoga, während du in der Wanne sitzt, ich tippe mit der rechten Hand auf meinen Laptop und halte dich dabei mit meiner linken, ich telefoniere und schütte dabei die Spaghetti ins kochende

Wasser. Die zwei Striche auf dem Stäbchen waren ein Programm: Ich lebe ein doppeltes Leben.

Der Spezialist für die Wirklichkeit und seinen Doppelgänger hatte nichts zu dem Thema zu sagen, als ich ihn am Ende unseres Gesprächs bei einer Flasche gelben Weins aus dem Jura und anderthalb Camembert darüber befragte. Rosset wollte nie über seine Arbeit sprechen, er zog es vor, den dritten Satz von Ravels G-Dur-Konzert zu kommentieren und dabei das Ratatouille zu genießen.
Er lebte allein, überzeugt davon, dass die Philosophen an der wahren Natur des Verlangens vorbeigegangen sind, die darin besteht, nicht das zu wollen, was uns fehlt, sondern das, was wir vor unseren Augen haben: Man kann nur begehren, was man hat, ist das nicht bereits der erste Schritt zum Orgasmus? Wie hatten Platon und Lacan da anders denken können? Er goss sich noch vom Wein nach und bediente sich am sechsunddreißig Monate gereiften Comté (»nicht so gut wie der Camembert«), er wurde immer unverständlicher, und ich sagte mir, dass ich, wenn ich ihm schon nichts über meine Erfahrung mit den zwei Strichen berichten konnte, als für mich der Schwangerschaftstest zum Test der Wirklichkeit geworden war, ich wenigstens jemanden gefunden hatte, der Musik und Käse so liebte wie ich, jemand, der seit Jahrzehnten darum kämpfte, zu

sagen, was er über die Wirklichkeit zu sagen hatte, der die Tragik des Daseins liebte und sie zur Voraussetzung seines Glücks und seiner Vorliebe für die guten Dinge des Lebens machte.

Ich habe meine Neugierde verloren, die Texte unfruchtbarer Männer interessieren mich nicht mehr, Texte von Frauen, die ihre Weiblichkeit zur Norm erheben, ebenfalls, Texte über Mutterschaft langweilen mich. Ich werde gebraucht. Und Schreiben erscheint mir unmöglich.
»Genau!«, ruft Bergson, der seit Monaten auf meinem Nachtisch schlummert.
Es ist unmöglich: »Einzigartige Kraft, diese intuitive Kraft der Verneinung. Wie konnte sie nur der Aufmerksamkeit der Philosophiehistoriker entgehen?«
Ich starre auf die Zeichnung des Porträts des Philosophen auf dem Umschlag des Buches und gebe die Frage an ihn zurück. Das Unmögliche, erklärt er, ist Ausgangspunkt allen Denkens. Ich verstehe ihn so gut, dass er beginnt, mich zu duzen: Unmöglich, wenn auch die Tatsachen und Gründe selbst dich zum Glauben, dass das möglich, wirklich und gewiss ist, einzuladen schienen. Unmöglich, weil eine gewisse Erfahrung, unklar vielleicht, aber bestimmt, dir mit meiner Stimme zuspricht, weil sie mit den Tatsachen durch meine Stimme zu dir spricht, weil die Erfahrung mit

den Tatsachen, die man anbringt und mit den Gründen, die man gibt, unvereinbar ist, und dass folglich diese Tatsachen schlecht beobachtet sind und die Begründungen falsch sein müssen.

»Hatte ich also recht, als ich alles aufgeben wollte? Vor, während und nach mir: die Sintflut mit nur einem Floß in Form einer Wiege, um meinen kleinen Sohn zu retten?

»Ein Philosoph, der diesen Namen verdient, hat immer nur eine einzige Sache gesagt: und er hat sie eher versucht zu sagen, als dass er sie wirklich gesagt hätte.«

Nicht weil es unmöglich ist, muss man aufgeben. Nicht weil die Worte fehlen, muss man schweigen. Aber ich bin eine Frau, die Mutter geworden ist und kein Doppelleben führen muss, um doppelt zu leben, und die es rasend macht, keine Worte zu finden für das Einfachste der Welt.

Aufgabenverteilung

Mein erstes Kind ist das letzte in der Reihe seiner Geschwister. Es ist das Kleinste und nimmt den ganzen Platz ein, ich werde zum Wortführer seiner Regeln, der Hygiene, des Schlafs, der Nahrung, der Sauberkeit, ich bin Garantin der kollektiven Scheißerei und ich mag die Wörter nicht, die ich ausspreche, um diese Rolle zu erfüllen.

Jeder geht seinen gewohnten Tätigkeiten nach, ich kümmere mich um mein Kind, aber nichts sonst bleibt unerledigt, dass ich Mutter geworden bin, hat meine Rolle als Stiefmutter nicht verändert, ich arbeite weniger, aber da ich zu Hause arbeite, höre ich nicht wirklich auf zu arbeiten, und da mich meine neue Rolle als neue Mama zwingt, auf jeden Fall zu Hause zu sein, werde ich nach und nach, unmerklich gleitend zur Hüterin des Hauses, morgens bin ich da, mittags auch, auch am Nachmittag, abends zum Abendessen, wenn wir schlafen gehen, ich bin bei allen täglichen Aktivitäten aller Familienmitglieder im Haus zugegen, und da ich schon Windeln kaufen gehen muss, kann ich auch gleich neue Strümpfe für den Ältesten besorgen, denn ich habe ja ein Händchen für solche Dinge, also kann man davon profitieren. Ich sehe die Falle nicht kommen, so glücklich wie ich bin, den ganzen Tag mit meinem Baby zusammen zu sein, und da ich stille, ist es mein Körper, der ihn beruhigt, wenn er Angst bekommen sollte, und da er sich nachts schneller beruhigt, wenn ich es bin, die aufsteht, werde ich es wieder tun, und weil ich am nächsten Tag nicht ins Büro gehen muss, kann ich auch noch ein drittes Mal zu ihm hingehen, und werde am Ende die wichtigste Bezugsperson dieses Kindes sein, ohne dass ich diesen Wunsch je geäußert hätte.

Es ist mein erstes Kind und sein viertes. Ich kann nicht mehr wie zuvor die ständig verfügbare Stiefmutter sein, er kann nicht noch mehr seiner knappen und kostbaren Zeit für die drei anderen opfern, um mir mit dem letzten zu helfen.
Wir teilen uns die Aufgaben. Das ist eine Entscheidung, kein natürlicher Vorgang, und ich habe den Eindruck, dass diese Entscheidung an einem Tag getroffen wurde, an dem ich nicht anwesend war, dass stillschweigend eine Vereinbarung mit mir, aber hinter meinem Rücken getroffen wurde, ich musste Ja gesagt und an etwas anderes gedacht haben, an das Spannbetttuch, das wegen des ständigen Erbrechens gewechselt werden musste, und er das Zimmer verließ mit den Worten: »Ich komme«, wie jedes Mal, wenn er die Wohnung verlässt, als ob ein »Ich komme«, wenn er sich gerade die Schuhe angezogen hat und die Treppe hinunter zum Ausgang rennt, den Moment seines Aufbruchs in den seiner sofortigen Rückkehr umwandeln würde – ich gehe jetzt, aber da ich zurückkommen werde, sage ich dir »Ich komme«, warum also sollte ich dir »Ich gehe« sagen, wenn ich doch in zwei Minuten (oder zwei Stunden) wieder da sein werde, gehen und ankommen ist doch dasselbe, oder?

Es ist nicht natürlich für ein Neugeborenes, vorwiegend nur mit einem Elternteil zusammen zu sein – bei heterosexuellen Paaren wird dies meist die Mutter sein. Diese missbräuchliche Norm beruht auf der Annahme einer *natürlicheren* emotionalen Bindung zwischen der Mutter und dem Kind, sobald es aus ihrem Bauch gekommen ist. Ich war mit dem Kind schwanger, ich habe es geboren, ich stille es, aber in keinem Moment betrachte ich meine Beziehung zu ihm als etwas, das in diesem Sinn selbstverständlich funktioniert. Ich sehe keinen *natürlichen* Grund dafür, dass nicht sein Vater eine Verbindung zu ihm aufbauen kann, von gleicher Art wie die, die ich zu ihm aufgebaut habe.
Die privilegierte Beziehung zur Mutter soll in den ersten Wochen entstehen, weil man glaubt, dass die organische Verbindung notwendigerweise zu einer emotionalen Bindung führt, und weil alles um diese Voraussetzung herum organisiert wird, meist natürlich verinnerlicht durch Mutter und Vater selbst. Aber eine Geburt ist eine Begegnung, und manchmal braucht eine Begegnung Zeit und ist vor allen Dingen nichts Exklusives. Wenn das Kind einmal aus dem Mutterleib heraus ist, hängt sein Schicksal von den Menschen ab, die es aufnehmen wollen und deren Zahl die seiner Erzeuger weit übersteigt.
Ein durch einen Kaiserschnitt zur Welt gekommenes Kind hat nur wenige Minuten Zeit für einen ersten Kon-

takt mit seiner Mutter; sie muss dann für zwei Stunden in den Aufwachraum, das Kind wird solange den Hebammen anvertraut, die die Kontrolluntersuchungen durchführen. Sind die Tests vorbei, bleibt das Kind beim Vater, bis die Mutter es in die Arme nehmen kann. Die ersten Hautkontakte meines Kindes geschahen mit dem Vater, das erste Schläfchen, die ersten gemeinsamen Stunden der Ruhe außerhalb des Mutterleibs, die waren mit seinem Vater. Warum kann man nicht aus dieser Vorrangstellung die Exklusivität der Bindung an den Vater und eine privilegierte Elternschaft des Vaters nach der Geburt ableiten? Und wenn diese Priorität auch nicht die Norm ist, warum wendet man diese schwer verständliche Regel dann auf die Mutter an?

Eine neue Rolle

»Bist du glücklich, Mutter zu sein?«, fragt man mich. Ich bin glücklich, dass es meinen Sohn gibt. Aber Mutter sein? Ich habe keine Ahnung, was das bedeutet. Das ist, als würde man mich fragen, ob ich glücklich sei, eine Frau zu sein: Da habe ich kein Bild vor Augen. Ich habe niemals daran gezweifelt, eine Frau zu sein, aber bin nicht in der Lage, dem Wort einen Inhalt zu geben.

Ich bin inmitten meiner Brüder aufgewachsen und lebe weiter umgeben von Jungen. Als ich klein war, bekam ich oft zu hören, dass ich das »einzige Mädchen« sei, aber weil das Wort »Mädchen« nichts Genaues bedeutete (wenn nicht meine Mutter, die in meinen Augen viel mehr als »ein Mädchen« war), verstand ich vor allem, dass ich »allein« war, was mir sehr gut gefiel. Mein Status als »Mädchen« oder als »etwas anderes als ein Junge« erschien mir zu keiner Zeit als ein Nachteil. Als ich im Alter von fünf Jahren meinen Ballettunterricht nach ein paar Monaten aufgab, um Basketball zu spielen, geschah das nicht, um es den Jungen gleichzutun oder weil ich die rosa Ballettschuhe nicht mochte, sondern weil eine Läuseepidemie meine langen Haare befallen hatte und ich einen Bürstenhaarschnitt verpasst bekam, und die Haarspitzen mit Gel stolz Richtung Himmel fixierte. Meine Tanzlehrerin befand, dass diese neue Frisur nicht zu einem Tutu passte, und teilte mir die Rolle als »junger Mann« zu für unsere Abschlussvorstellung, Ich musste Spitzenschuhe und Glitzertrikot ablegen und stattdessen kurze braune Pluderhosen und ein weißes Polo anziehen, das die Form eines Beutels hatte, und in meiner Trauer darüber trug ich die Lust an dieser Aktivität zu Grabe. Meine Mutter, die niemals

etwas vergisst, ließ versehentlich den Tag der Vorstellung verstreichen, was endgültig meine Ausbildung als Primaballerina beendete.
Kein Zweifel, ich bin eine Frau, aber ich verbinde kein Projekt mit meinem Frausein, und jetzt bin ich Mutter in völliger Unkenntnis der Sachlage.

Erste Male und Wiederholungen

Etwas ist ständig eingeschaltet. Ich tausche das existenzielle Schlingern gegen die ständige Sorge um ihn ein. Ich bin auf der Hut, meine Ohren sind gespitzt, ich höre alles, ich spüre alles, ich liebe alles, selbst diese Unruhe. Mein Schlaf hat sich verändert. Ich rauche meine zwei täglichen Zigaretten, um es wie früher zu tun, aber es schmeckt nach nichts. Die Zigarette hat ihren Sinn verloren: Ich muss mir keine Unterbrechungen mehr schaffen: Mein Leben ist eine gigantische Unterbrechung geworden. Es gibt etwas anderes in meinem Leben. Und das ist nicht mehr ein Gegenüber.
Ich bin damit beschäftigt, mein Kind kennenzulernen. Mein Kind. Sein Gesicht, das die Objekte um sich herum entdeckt. Er sieht besser, er beobachtet jetzt

Gegenstände, die mehrere Meter von ihm entfernt sind. Ich lerne, ihn beim ersten Anzeichen von Müdigkeit ins Bett zu legen, damit er einschläft. Lerne, ihn allein zu lassen, damit er nicht nur in meinen Armen Schlaf findet.

Die Wiederholung. Durch seine Augen die so oft wiederholten Gesten, dass sie vergessen wurden, wie zum ersten Mal erlebt. Das ist der Neubeginn in der Wiederholung.

Kierkegaard glaubte, den Grad der Menschlichkeit eines Menschen an dem Mut messen zu können, den er zeigt, sich der Wiederholung nicht nur zu stellen, sondern sie auch zu wünschen. »Die Wiederholung ist eine geliebte Braut, die dich nie ermüdet, weil nur die Neuigkeit ermüdet«, wie hat er diesen Satz schreiben können? »Wer aber nicht fasst, dass das Leben Wiederholung ist, und dass gerade das des Lebens Schönheit ist, der hat sich selbst das Urteil gesprochen und verdient die Strafe, der er nicht entgehen wird: dass er zugrunde geht.« So fährt er fort, er, der seine Verlobte noch vor der Hochzeitsnacht verlassen hat und kinderlos geblieben ist, wie konnte er die Wohltaten der Wiederholung rühmen?

Die Wiederholung gegen die Illusion der Hoffnung, gewiss, die Wiederholung gegen die Zwecklosigkeit der

Erinnerung, einverstanden, aber die Wiederholung als Bedingung des Glücks, geht das? Ist die Wiederholung die einzige Möglichkeit, in der Gegenwart zu leben? Die Wiederholung ist nicht in einer Gegenwart verankert; sie dreht der Gegenwart den Rücken zu. Mut ist nicht die Wiederholung, Mut ist die Veränderung in der Wiederholung. Ohne Veränderung ist die Wiederholung nur ein Stillstand: Was nützt es, sich zu wiederholen, um nur genau dasselbe zu sagen? Das Gleiche tun, einverstanden, aber jedes Mal anders.

Das Interessante ist nicht die Gegenwart, sondern die Gegenwart, die *sich verändert*, wenn man versteht, dass es hinter der Wiederholung einen fortlaufenden Faden gibt und dass die einzige Möglichkeit, sich ohne zu leiden diesen fortlaufenden Faden zu eigen zu machen, nicht in der Wiederholung, sondern in der Wiederaufnahme liegt. Nochmals beginnen, noch einmal neu beginnen, es nie wie zuvor machen, sondern immer leicht verändert, in diesem Raum ist der Moment, der ein Weitermachen rechtfertigt, eine kleine Veränderung nur, ein Versuch, in den man alles investiert, was man hat, das erfordert Mut, nicht sich wiederholen, sondern wieder neu anfangen, nicht man selbst werden, sondern viele werden, warum auch nicht, wie langweilig, nur man selbst zu sein, wenn man nur die Augen aufmachen muss, um zu sehen, dass man sich verändert, und wenn die Heirat keine Lösung für nichts ist, ist die

Wiederverheiratung in den besten aller Fälle ein Neubeginn, die einzige Möglichkeit, dafür zu sorgen, dass der Anfang weitergeht.

Wie viele Windeln?

Das tägliche Durcheinander hat seine Folgen, wir surfen auf der Unordnung mit all ihren Höhen und Tiefen, mit aufgeschnittenem Bauch, der nicht vernarbt, mit einer Liebe, die ins Unendliche wächst, ist es das, ein Zuhause? Wenn ich unglücklich wäre, wäre es ein Gefängnis. Ich wohne hier, ich kann mich nicht mehr aus der Sache herausreden, aber die Milch, die sich im Topf erhitzt, ich wünschte am Ende, sie würde explodieren, ein für alle Mal, wir brennen alles nieder, wir nehmen wieder alles auf und fangen von vorne an an einem anderen Ort, ich bin an unzähligen Häusern vorbeigekommen, in denen man gut leben könnte, in der Nähe von Pondichéry, auf Korsika, am Fuße eines Wolkenkratzers, kommen Sie schon, ich nehme Sie mit, wir wollen doch nicht damit anfangen, zu tun »als ob«? Meine Angst ist unbegründet, genau das Gegenteil passiert, ich bin zu Hause und es gefällt mir hier, es gibt

keinen Platz mehr für nichts und niemanden, ich bin satt, es ist kein Raum mehr zu füllen: Bekommen die Leute mehrere Kinder, weil sie mit dem ersten nicht zufrieden sind?
Das Gewicht meiner Existenz ist leichter geworden, als du auf die Welt gekommen bist, deine Gegenwart befreit mich von einer Menge überflüssiger Sorgen, die jetzt einfach keinen Platz mehr haben, als würde ich, je mehr ich werde, dadurch immer leichter sein. Deine Gegenwart ist keine Last, die zu meiner hinzukommt, sondern ein fester Sockel, der mich selbst stabiler macht, ich lebe nicht für dich, aber ich kümmere mich um dich, ich halte deine Hand, damit deine ersten Schritte die ruhigsten sind, dir geht es gut, machen wir so weiter. Jede Sekunde hat ihren Wert. Das Leben bekommt seinen Wert.
Was nicht bedeutet, dass meine ganze Existenz sich um dich dreht, im Gegenteil, deine Gegenwart befreit mich, dich an meiner Seite zu wissen, erlaubt mir Höhenflüge. Was ich tue, hat mehr Sinn, auch in dem und vor allem in dem, was nicht dich betrifft. Du bist nicht mein ganzes Leben. Aber du bist gegenwärtig in meinem Leben, und das ändert alles.

Übrigens, hast du sie gewechselt? – Nein, ich dachte, du kümmerst dich darum. – Wir haben keine Windeln mehr, was machen wir jetzt?

Jedes Mal unterbrechen, jedes Mal von Neuem beginnen, im Gedanken, es vielleicht nicht zu schaffen, sich fragen, warum man sich eigentlich so festbeißt und nicht alles laufen lässt, die Tage mit ihnen einfach genießt, warum nicht den ganzen Tag mit ihnen auf dem Spielplatz verbringen und Sandburgen bauen, und nicht nur eine Stunde abends, wenn man von der Arbeit kommt, von 18 bis 19 Uhr, oder mittwochs oder die Vormittage am Wochenende, von 8 Uhr bis mittags, wo wir sie dann nach dem Mittagessen ins Schwimmbad mitnehmen, warum füge ich mich nicht in meine Rolle als Vollzeitmutter, das wäre einfacher, ich müsste weniger kämpfen, und mein Buch, wir würden sehen, vielleicht wird es eines Tages aus mir herauskommen, wenn die Kinder groß sind, und wenn es nicht aus mir herauskommt, dann war es nicht so wichtig. Ich weigere mich, nur Mutter zu sein, mich dem Gewicht der Aufgabe und der Bürde des Amts zu beugen, es ist ein Kampf, der jede Minute stattfindet. Selbst wenn ich das Haus verlasse, holt mich ihr Alltag ein, die Nachrichten, die Anrufe, »Wo ist die Schachtel mit den Doliprane?«, auch ein eigenes Zimmer schützt seit der Erfindung des Mobiltelefons nicht vor Eindringlingen, es ist nicht die geistige Belastung, es ist der Dauerstau im Hirn, also setze ich mich an den Tisch im Wohnzimmer und schreibe neben dem Kühlschrank und von draußen kommt der Lärm der Bauarbeiten.

Eines Tages hört das Stillen auf. Es war keine deutliche Entscheidung, das Aufhören kam nach und nach. Die letzte Etappe unserer organischen Trennung. Mit gerade mal sieben Monaten bist du bereits so groß geworden, wenn ich dich im rechten Winkel vor mir halte, damit du meine Brustwarze erreichen kannst, spüre ich dein Gewicht auf dem Bauch und meinen Beinen. Du bist schwer.

In diesen Tagen ist es in Paris 37 Grad heiß, wenn unsere Körper aneinander liegen, schwitzen sie, dein Kopf schwitzt, wenn du gestillt wirst. Niemand kann die hocherotische Dimension dieses Moments beschreiben. Eine Zunge, die dir die Brustwarze kitzelt, ein über alles geliebter Körper, der sich an deinen eigenen schmiegt, wie kann man da nicht verwirrt sein? Es ist die Besonderheit der Liebe zu seinem Kind. Wenn ich mich abends gehen lassen würde, dann würde ich in seinem Bett schlafen, sein kleiner Körper, der aus meinem kommt und so gut riecht, an meinem, sein tiefes, regelmäßiges Atmen. Was mache ich mit dieser Liebe, die mich ihn am liebsten aufessen lassen würde? Seine Haut, seine kleinen Füße, sein Lächeln, seine Ohren? Ich liebe jeden Zentimeter, was für eine seltsame Liebe, es ist schon verwirrend, eine Leidenschaft ohne Sex, aber es war dennoch mein Geschlecht, aus dem er kam, und seines reinige ich jeden Tag, aber was es nicht gibt, das ist sexuelles Begehren, damit hat es nichts zu tun und es fehlen die Worte, um diese leidenschaftliche Liebe eines Elternteils zu seinem Kind zu beschreiben, und ich finde dich jeden Morgen wieder, wie man sich beeilt, um seine große Liebe wieder in die Arme zu schließen. Das Glück hält an und wird immer größer. Wir sind nicht daran gewöhnt, dass das Glück so lange währt.

Ich habe es nicht eilig damit, dass du groß wirst. Aber ich will auch nicht, dass du ein Baby bleibst. Ich liebe es zuzuschauen, wie du dich entwickelst. Dein Körper, der so schnell gewachsen ist, der lange, kräftige Oberkörper, der nicht mehr von einem Baby zu sein scheint, sondern von einem bereits älteren Kind. Die Kraft der Beine, die er immer weiter von sich streckt, die Füße, die sich in der Luft berühren, wenn ich die Windel wechsele, mit dieser so wunderbaren Bewegung seiner beiden aufeinandertreffenden Fußsohlen. Ich berühre ihn, taste ihn ab wie keinen anderen Körper. Der Körper eines Babys bedeutet die Handlichkeit eines Objekts, die in dem Maße verschwindet, wie es lernt, sich aus eigener Kraft zu bewegen. Es ist selten, das Objekt seiner Liebe so vollständig in die Arme schließen zu können. Es ganz an sein Herz drücken zu können. Es anziehen zu können, waschen, aufwecken, ihm ein Lächeln entlocken. Mit einem Baby kann man endlich grenzenlos lieben.

Besuch beim Arzt. »Ich habe gerade festgestellt, dass ich schwanger bin. Ich möchte es nicht behalten.« Behalten was? Das Kind, das noch keines ist. Das ungewollte Mögliche, das so plötzlich Realität geworden ist, gestern auf dem Waschbecken, angesichts der zwei parallelen blauen Striche auf dem Test. Eine Realität, die man zerstört, wird zum Unmöglichen. Es hätte ein Mögliches sein können.

Ich werde einen biologischen Prozess unterbrechen. Wie man es mit ausgemerzten Krankheiten macht. Aber das hier ist keine Krankheit. Ich kann auch nicht der Schwangerschaftserfahrung nachgeben, wie ich sie gekannt habe. Ich kann mir nicht einmal vorstellen, dass aus diesem Embryo ein Kind werden kann. Das wäre zu schmerzhaft. Ich habe noch nie abgetrieben, ich verstehe, dass nun eine notwendige, aber sehr unangenehme Zeit vor mir liegt, in der ich die Zähne zusammenbeißen, Schmerzen haben muss und danach vielleicht weinen werde. Ich bin ruhig und regungslos. Ich fühle, wie meine Brust anschwillt und mit jedem Tag empfindlicher wird. Keine Übelkeit. Traurigkeit steigt in mir auf, aber ich unterdrücke sie. Sie wird später wiederkommen, danach, wenn ich von diesem vorübergehenden Passagier befreit sein werde, den ich schon bereit wäre zu lieben.

Welcher Unterschied besteht zwischen einem Embryo, den man behalten möchte, und einem Embryo, der sich nicht entwickeln wird? Keiner. Die beiden besitzen denselben Grad an Realität, ihr Vorhandensein ist unbestreitbar und nachweisbar, ihr Erscheinen bedeutet ein Wunder. Beide sind sie da. Aber in diesem zweiten Fall kann ich nicht von einem »Es« sprechen, kann ich ihm keinen Namen geben, weil er nicht von Dauer sein wird. Ich habe kein Vokabular, um ihn zu benennen. Es? Das? Der Unterschied ist auch, dass ich rauche und trinke, obwohl ich schwanger bin. Ich bin zögerlich. Ich weiß, dass ich ihn nicht behalten werde, aber habe ich das Recht, ihm wehzutun, bevor ich ihn rauswerfe? Ein Mieter. Dem man in den Wintermonaten nicht kündigen darf. Weil es draußen zu kalt ist. Aber wenn ich mich zu sehr an ihn gewöhne, wenn ich mich zu sehr um ihn sorge, dann könnte ich mich nie von ihm trennen. Natürlich ist es »nur« ein Embryo. Er hat kein Herz, das schlägt. Es ist ein befruchtetes Ei. Er empfindet keinen Schmerz. Objektiv betrachtet keine große Sache. Aber damit beginnt alles. Wir alle haben so begonnen. Ich töte den Beginn des Möglichen.

Und dann mein Körper, der nichts von dem ahnt, was passieren wird. Er hat sich bereits vorbereitet. Mein Bauch ist schon angeschwollen, ein wenig aufgebläht, meine Haut verändert sich. So schnell.

Ich bin schwanger, aber ich werde es nicht bleiben. Was für ein seltsamer Satz. Ich bin wirklich schwanger, aber ich werde kein Kind haben.
Und wenn ich es behalte? Was wäre, wenn ich mich trotz allem dazu entschließen würde, dieses Kind, das schon da ist, zu bekommen? Ich würde allein leben.
Doch, es hat schon ein Herz. Ich habe nachgelesen: »Mit drei Wochen fängt das kleine Herz des Babys an zu schlagen.« »Baby«?
Ich kann nicht noch ein Kind bekommen, nur weil mir der Mut zu einer Abtreibung fehlt. Aber wie schwierig ist das. Die Entscheidung ist gefallen, aber die Ausführung erscheint unmenschlich. Es ist eine Wahl, die über das hinausgeht, was man unter dem Begriff moralischer Verantwortung verstehen kann.
Ich bin sehr müde. Ich schleppe meinen schmerzenden Körper vom Bett zum Tisch und beiße die Zähne zusammen, wenn ich mein Kind halte. Mein Kind. Mein Entzücken. Ich schotte ihn ab von dem, was passiert. In den ersten Stunden noch tat mir mein Herz weh, wenn ich ihn an mich drückte. Ich empfand zum ersten Mal seit seiner Geburt eine Distanz zwischen uns beiden. Ein anderer hatte sich dazwischengeschoben.
Er wird mein einziges Kind gewesen sein, aber nicht meine einzige Empfängnis. Das ist alles, und es fällt ziemlich leicht, das zu sagen. Er läuft jetzt und lebt als Einjähriger sein Kinderleben, und ich muss mit die-

ser neuen Beweglichkeit klarkommen. Er läuft, wohin er will, aber ich darf ihn nicht zu lang aus meinem Blickfeld lassen, aus Angst, dass er ein Fenster öffnet oder irgendeinen Gegenstand schluckt, den er auf dem Boden findet. In mir trage ich einen anderen Lebensanfang und bin nunmehr eins mit dem Wesen, das ich nicht ersehne.

Ich versuche, soweit es möglich ist, die Konsequenzen in Betracht zu ziehen. Ich habe die Möglichkeit, es zu behalten, gründlich überdacht, ich konnte keinen Wunsch in mir entdecken. Wenn die Schwangerschaft weiterginge, denke ich, würde sich leicht eine geeignete Bindung entwickeln. Ich müsste es nur weiterlaufen lassen. Aber ich habe nicht die Kraft zu einer weiteren Schwangerschaft, kann nicht so schnell das noch einmal durchleben, was ich gerade erlebt habe. Mit ihm habe ich vom ersten Tag an das Abenteuer in vollen Zügen genossen, war absolut in Einklang mit mir und habe zu einem Gleichgewicht gefunden, das mir zusagte. Eine neue Schwangerschaft, ein weiteres Kind, darauf habe ich keine Lust. So einfach ist das.

Das Schuldgefühl resultiert aus dem Missverhältnis zwischen fehlender Lust und ihren Konsequenzen. Ich werde wegen meiner fehlenden Lust den Anfang eines Lebens abbrechen. Das hört sich so an wie eine Laune. Aber es ist keine unüberlegte Handlung. Wie kann man danach nicht von solch einer Tat verfolgt werden? Ich

betrachte diese Tat nicht als einen Mord, da das neue Leben, das ich in mir trage, gerade einmal im embryonalen Stadium ist, ein Nest, dessen Lebenschancen ich nicht einmal abschätzen kann.
Bleibt das Risiko einer Eileiterschwangerschaft, die mich jeder Verantwortung entheben würde, da der Embryo ohne Überlebenschance wäre. Aber die Abtreibung wäre in dem Fall bedeutend schwieriger, ein ambulanter Krankenhausaufenthalt, Vollnarkose, das Absaugen und Ausschaben. Im anderen Fall ist der Embryo lebensfähig, drei Tabletten würden ausreichen, um ihn auszustoßen, aber dann liegt die volle Verantwortung bei mir. Kann ich mit der Verantwortung seines Verschwindens leben? Oder mit der Verantwortung für seine Existenz? In beiden Fällen trage ich die Verantwortung. Über sein Leben und über seinen Tod. Welche Verantwortung kann ich besser bis ans Ende meiner Tage auf mich nehmen?
Das zweite Kind, das wir nicht bekommen haben werden.

»Es handelt sich um eine Intrauterinschwangerschaft, der Embryo hat sich fest in der Gebärmutter eingenistet.« Das ist es, was ich wissen musste. »Wir können die Behandlung also beginnen. Sie nehmen die Tabletten in zwei Schritten, die ersten gleich hier, die anderen morgen bei Ihnen zu Hause. Nur zur Vollständigkeit ...«, sagt er zu mir, während er aufmerksam meine Eierstöcke auf seinem Bildschirm mustert und sein weißes Instrument in meiner Vagina bewegt, »nur zur Vollständigkeit ...« Ich sehe, wie sich sein Gesicht dem Bildschirm nähert, die Augenbrauen sich hochziehen, die Mimik sich verzieht, wie bei jemandem, der nichts Falsches sagen will, aber doch etwas Wichtiges zu sagen hat. »Nur zur Vollständigkeit ...«, wiederholt er ein drittes Mal, »... es gibt zwei davon.« Ich starre auf den Bildschirm. Ich sehe zwei weiße Bläschen, in denen sich jeweils ein kleiner schwarzer Fleck befindet.
Ich bin mit Zwillingen schwanger.

Meine erste Reaktion: ein Grund mehr, abzutreiben! Doch schnell wurde mir klar, wie schrecklich dieser Gedanke war. Nicht einer, sondern zwei. Das Wirkliche und sein Doppelgänger. Als ob man mit einem Einzigen das Risiko eingehen würde, etwas zu verpassen. Aber gleich zwei sind zu viel, um wahr zu sein.

Ich hatte nichts getrunken, aber genau gesehen: Es waren zwei. Doppelt so real? Machte das meine Tat doppelt offensichtlich? Oder doppelt so schwierig? »Das Geheimnis der Dinge ist, dass es kein Geheimnis gibt«, schreibt Clément Rosset. Wir können nicht über das Fehlen des Sinns trauern, oder besser der Sinnlosigkeit des Sinns. Deutlicher gesagt: Es ist nicht auf der Seite des *Sinns*, dass die Sachen passieren. Finden Sie sich damit ab, scheint er uns mit spöttischem Blick sagen zu wollen. Die unverschämte Banalität der *Tatsache* des Seins. Alles liegt offen da, vor uns, von Anfang an, und wir können weder darüber hinaus noch darunter gehen. *Es ist immer das Gleiche.* Und darüber gibt es nicht viel zu sagen.
Außer, dass ich von Neuem ein Loch in meiner Wirklichkeit erlebe.

Ich gehe zum Wartezimmer zurück, eine Arzthelferin gibt mir ein Glas Wasser und die ersten Tabletten im Stehen im Eingang.
»Soll ich sie auf einmal nehmen?« Die Arzthelferin sieht mich gleichgültig an.
»Man muss sie alle nehmen, danach können Sie machen, was Sie wollen.«
Ich werde vor allem machen, was ich kann.
Der Gynäkologe kommt aus dem Behandlungszimmer und fragt mich, ob ich sie bereits genommen hätte.

Ich finde keine Antwort, ich staune über das, was ich tue.
»Just now«, sage ich mit viel zu lauter Stimme und halte ihm mit zitternder Hand das leere Glas hin. Warum antworte ich ihm auf Englisch?
»Super!«, antwortet er.
Ich sehe ihn erstaunt an.
Ich gehe nach Haus, die anderen sind beim Abendessen, ich setze mich zu ihnen an den Tisch.
»Es gibt zwei davon, mein Liebling. Es gibt zwei. Zwei!«
Verblüffter Blick. Er will nicht verstehen.
Unser Kind schaut mich an und zeigt auf seine Ohren: »Zwei! Zwei!«
Am Vorabend hatte ich ihm die Zahl Zwei beigebracht: Du hast zwei Ohren, eines links, das andere rechts. Und jetzt zeigt er also auf seine Ohren und wiederholt: »Zwei! Zwei!« Hat er alles verstanden?
Er, unter Schock, steht auf, um sich ein Glas Wasser zu holen. Er wischt Mehl und Zucker beiseite, mit denen er gerade Kuchen gebacken hat.
»Sieh mal an, warum habe ich zwei Eier auf dem Toaster liegen lassen?«
»Was hast du gerade gesagt?«
Ich schaue in Richtung des Toasters. Zwei leere Eierschalen thronen auf dem Toaster. Zwei leere Eier, schön ineinandergestapelt.
Wussten sie, dass wir über sie redeten. Ich hätte, wie

Perec, ein Buch ohne den Buchstaben »e«, ein Buch ohne das Wort »sie« machen können. Aber es hätte etwas gefehlt.

Verantwortlich oder schuldig?

Am nächsten Morgen gehe ich runter, um mir die zweiten Tabletten zum Ausstoßen der Embryonen zu kaufen. Der Arzt hatte sie mir bei meinem Termin nicht persönlich mitgeben können, ich bin gezwungen, mich der Welt zu stellen, obwohl ich lieber im Bett liegen geblieben wäre. Die Straße erscheint mir feindselig, alle Leute, die an mir vorbeieilen, wissen nicht, wie viele von uns unter meinem Mantel stecken. In der ersten Apotheke haben sie es nicht auf Lager. Ich muss noch ein Stück weiterlaufen, das ärgert mich, ich bin müde. Im Trainingsanzug und offenen Haaren stolpere ich in einen Freund, der gerade aus der Métro kommt. Wir unterhalten uns auf dem Bürgersteig. Mein Kopf ist völlig woanders.

In der zweiten Apotheke lege ich mein Rezept vor. Die Verkäuferin schaut betreten rüber zum Apotheker.

Er: »Ich habe nicht das Recht, Ihnen dieses Medikament zu verkaufen. Wofür brauchen Sie es?«

Ich: »Das wissen Sie genau.«
Er: »Das ist verboten. Ich kann es Ihnen nicht verkaufen. Auch wenn Sie es woanders versuchen, sollten Sie wissen, dass es verboten ist.«
Ich schaue ihn verächtlich an, ich weiß nicht, was ich sagen soll. Ohne ein Wort zu verlieren, verlasse ich die Apotheke, wütend, gedemütigt und mich schuldig fühlend. Ich hatte nicht die Energie, einen Krieg mit einem Apotheker zu beginnen, der gegen die Abtreibung ist, vor allem aber war mir seine Meinung egal. Wenn es ihm so wichtig war, seinen Kunden die Leviten zu lesen, wäre er besser Priester geworden. Sarah, die Hebamme, wäre ihm eine gute Messdienerin gewesen.
Für die dritte Apotheke hatte ich mir einen Satz zurechtgelegt: »Das ist wegen eines Magengeschwürs«, denn das war die eigentliche Anwendung des Medikaments, für das ich ein Rezept hatte. Unnötig. Die Verkäuferin überreicht mir mit einem breiten Lächeln die Schachtel.
Ich gehe zurück in mein Zimmer und nehme die Tabletten. Ich hätte geglaubt, ich würde »Auf Wiedersehen, Kinder« oder etwas in der Art sagen, bevor ich sie runterschlucke, aber an so etwas habe ich nicht einmal mehr gedacht.
Ich bin dabei, Zwillinge abzutreiben. Vor zwei Jahren genau entdeckte ich, dass ich zum ersten Mal schwanger war, und neun Monate später wurde mein Kind geboren.

Ich hatte den ganzen Tag Krämpfe, bis um Mitternacht, es wurde immer schlimmer, es blutete. Ich fühlte mich sehr schwach, mein Körper tat weh, meine Gemütsverfassung war am Boden. Die leiseste Anstrengung erschien mir übermenschlich. Mit den Nerven war ich am Ende. Ich musste mich zusammennehmen, die Kinder anlächeln, mich um mein Kind kümmern, mich mit dem Schon-Vater-und-fast-nicht-mehr zukünftigen-Vater herumstreiten, der einmal mehr von der körperlichen Erfahrung ausgeschlossen war. Beim Aufwachen hatte ich weniger Schmerzen. Am Nachmittag waren die Schmerzen weg. Das langsame und dann völlige Verschwinden des Schmerzes erfüllte mich mit einem Glücksgefühl. Ich lebte wieder auf, träumte, an einem Spätsommernachmittag am Meer zu sein, mit einer leichten Brise im Haar. Ich war fast ekstatisch. Mein Glück verlief proportional zu meinen Schmerzen. Es war kurz. Sehr schmerzhaft. Das Danach war köstlich.

Ich bin wieder hingegangen. Habe auf den Bildschirm geschaut. Da war niemand mehr. Die Gebärmutter war leer. Niemals habe ich eine gute Nachricht erhalten, die so wenig erfreulich war. Ich rede mit dem Gynäkologen, gehe wieder zur Arbeit, dann nach Hause, bade meinen Sohn, esse mit den Kindern zu Abend, verbringe den Abend mit ihnen, es ist ein angenehmer, lustiger Abend,

wir erzählen uns Geschichten, wir lachen, sie zanken sich herum, gehen glücklich und friedlich ins Bett.
Und die Zwillinge, sie werden nicht existiert haben. Ihr Status geht mir nicht aus dem Sinn. Wer waren sie? Wo sind sie gegenwärtig? Was meine Schuldgefühle etwas mindert (die ich mit überraschender Ruhe ertrage), ist das Gefühl, dass ich sie geliebt habe oder geliebt hätte, vollständig. Es war keine Frage der Liebe. Es war das völlige Fehlen meiner Bereitschaft, sie aufzunehmen. Ich bin über meine Traurigkeit überrascht. Leere Gebärmutter. Niemand mehr da. Ich hatte bereits begonnen, sie zu mögen. Kann ich sie weiter auf andere Weise lieben?
Ich versuche, meiner Tat gerecht zu werden. Ich fühle mich eher verantwortlich als schuldig. Eine riesengroße, maßlose Verantwortung, die mich absolut überfordert. Ich habe entschieden. Die Schwangerschaft war eine Erfahrung, die Abtreibung ist die Entscheidung, sie nicht zu wiederholen. Ich habe zwei Eier geopfert, um dieses so empfindliche Gleichgewicht zwischen meinem Sohn, seinem Vater, seinen Brüdern und mir zu erhalten. Es gab keinen Platz und keine Bereitschaft.

Einige Monate später starb Clément Rosset, allein, in seinem Badezimmer. Ich habe ihm nie gesagt, wie viel er für mich bedeutet hat, auch nicht, dass ich ihn für den Größten von allen hielt. Ich begnügte mich damit, ihn zum Essen einzuladen und ihm Ratatouille zu servieren, das ich den ganzen Tag lang gekocht hatte. Die Nachricht seines Todes erreichte mich sehr früh am Morgen, und da sie mir (das war wirklich der Höhepunkt) *unwirklich* erschien und sie mir niemand bestätigen konnte, wollte ich es selbst wissen. Ich rief also bei ihm zu Hause an. Ich wollte nicht wissen, wie es ihm ginge oder was er mache, sondern ob er noch am Leben sei, und schämte mich bei dem Gedanken, er selbst könne den Hörer abnehmen und ich geriete in die Situation, ihm den Grund meines Anrufs erklären zu müssen. Das Klingeln war sinnlos, da war niemand am anderen Ende der Leitung. Ich rief bei einem Toten an.

Stanley Cavell starb ein paar Wochen später. Im Pantheon der Erscheinungen, die die Geschichte der Philosophie bilden, waren sie meine Zeitgenossen und waren daher für eine Weile etwas Besonderes gewesen. Ich weiß nicht, ob sie sich jemals begegnet sind, aber ich habe immer noch den Klang ihrer Stimmen im Ohr und denke daran, mit welcher Sorgfalt sie beide mir keinerlei Antworten auf die Fragen gegeben haben, die ich mir stellte, und dass das vielleicht das Wertvollste ist, was sie mir hinterlassen haben.

»Und dann können Sie Ihren Vater besuchen. Ich leihe Ihnen meinen Wagen, Sie brauchen dann nur einen Tag.« Ich telefoniere auf meinem Fahrrad, plötzlich füllen sich meine Augen mit Tränen und meine Kehle schnürt sich zusammen. Ich täusche einen Wackelkontakt in meinen Kopfhörern vor, um mein Schweigen zu rechtfertigen, radle weiter, halte an einem Rotlicht und suche nach Worten. »Sie tragen doch hoffentlich einen Helm?« – »Ja, natürlich«, antworte ich und fahre mir mit meiner Hand durch mein vom Wind verwehtes Haar. Die Person, die mit mir spricht, hat ihren Vater 1960 bei einem Autounfall verloren. Ich wage nicht, ihr zu sagen, wie sehr ich mich in Gefahr bringe, noch dass ich mit dem Fahrrad meistens über jede rote Ampel fahre. Dann greife ich das Gespräch wieder auf: »Nein, ich trage keinen Helm, ich habe Sie angelogen, damit Sie sich keine Sorgen machen. Ich bin sehr gerührt von Ihrem Vorschlag und wäre sehr glücklich, wenn ich ein paar Tage im Arbeitszimmer Ihres Vaters an meinem Buch arbeiten könnte. Ich fürchte bloß, dass mich sein Geist am Schreiben hindern könnte …« – »Aber nein, er ist ein sehr geselliger Geist, Sie werden sehen. Ich erwarte Sie also nächsten Montag.«

Als ich bei Camus ankam, hatte ich Angst, nicht zu diesem Ort zu passen. Angst, mich nicht empfänglich für die duftenden Zypressen zu fühlen und die Felder wilder Pistazien, die man von seinem Schreibtisch aus sehen konnte (die berühmten Mastixsträucher, die Maria Casarès ihm in einem zum Lachen komischen Brief zum Vorwurf macht, da er sie zu häufig erwähnte, statt der Liebeserklärungen, die sie von ihm erwartete), und dieser Erfahrung den Rücken kehren würde, um mich besser auf meine Arbeit zu konzentrieren (wie schreibt man am Schreibtisch eines Nobelpreisträgers? – Man tut so, als wäre man woanders), oder aus Unfähigkeit, auf etwas anderes zu sehen als nur auf den Computerbildschirm. Ich wollte sowohl total an diesem Ort sein und mich gleichzeitig ganz und gar meinem Text widmen.

Was meine Arbeit betraf, war es ein Misserfolg. Ich verbrachte meine Zeit vor mich hin dösend auf der Terrasse, eingemummelt in mehrere Pullover, um mich vor dem Juni-Mistral zu schützen, bewunderte die im Sonnenuntergang auflodernden wilden Pistazien, fragte mich nach dem Alter der Olivenbäume, nach den Namen der Vögel, die in den Oleanderbüschen spielten, und in welchem Jahr das Reihenhaus gebaut worden war. Nachdem ich alle Möglichkeiten der Ablenkung, die Lourmarin mir bot, ausgeschöpft hatte (das Städtchen hat 1100 Einwohner), nahm ich seufzend den Faden meines Buchs wieder auf und zog schließlich meine Laufschuhe an, um eine Runde um das Feld zu rennen. Um die Distanz zu dem, was ich gerade erlebte, maximal zu verringern, hatte ich eine Entgiftungskur begonnen, ohne Alkohol, ohne Zigaretten und ohne Telefon, was mich, weit entfernt davon, mich aufnahmefähiger für was auch immer zu machen, in weniger als vierundzwanzig Stunden in eine Depression stürzte. Nach ein paar Tagen kam Catherine, um sich nach meiner Arbeit zu erkundigen. Sie wischte die Piniennadeln weg, die sich auf dem Liegestuhl angesammelt hatten, und setzte sich neben mich auf die Terrasse. Sie hatte noch nichts gesagt, als ich mich sie fragen hörte: »Wie ist es, ohne Vater zu leben?«

Noch bevor ich eine Antwort bekam, gab mir meine eigene Frage Aufschluss über meine Gemütsverfassung. Meine Unproduktivität hatte nichts mit dem Geist von Camus zu tun, mit dem ich mich recht gut abgefunden hatte und den ich mir an meiner statt vorstellte, während seine Frau Francine im Nebenzimmer Klavier spielte, und er an der Arbeit an *Der erste Mensch* oder an Maria schreibend oder im Gespräch mit seinen Kindern, den Zwillingen Catherine und Jean. Ich glaube sogar, dass ich hin und wieder mit ihm sprach, jedenfalls konnte ich ihn mir problemlos im selben Raum mit mir vorstellen, ohne dass mir das ein Unbehagen bereitet hätte. Nein, wenn Schreiben an diesem Ort unmöglich war, dann deshalb, weil nur fünfunddreißig Kilometer entfernt mein Vater lebte und ich mich weder entschließen konnte, hier zu arbeiten, ohne ihn zu sehen, noch ihn zu besuchen und dadurch die wenigen Tage zu gefährden, die ich mir so mühsam freigeschaufelt hatte, um hierher zu kommen. Und dabei wäre es ein Leichtes für mich gewesen, das Angebot von Catherine anzunehmen, mir ihr Auto zu leihen, und nur für ein, sagen wir, Mittagessen meinen Vater zu besuchen, ihn zu umarmen und, wer weiß, zu sagen, dass ich ihn liebe, und am Spätnachmittag wieder zurück in Lourmarin zu sein. Aber mit dem Wagen von Camus' Tochter zu fahren, um meinen Vater zu sehen, hieße, dieselbe Strecke zu nehmen, die zu der Platane führt, an der der Vacel Vega, den Michel Gallimard steuerte, im Jahr 1960 mit Camus auf dem Todessitz zerschmetterte, und damit das Risiko eingehen, meinen Vater vorzeitig zu töten.

Nichts von dieser Angst ergab irgendeinen Sinn, die Strecke nach Aix-en-Provence führt von Lourmarin aus in entgegengesetzter Richtung zu der nach Paris, die Camus an seinem Todestag gefahren ist, und weil, das war noch viel offensichtlicher, Camus nicht mein Vater war (der zwar sehr krank war, aber noch am Leben), aber da der Unfall des Denkers des Absurden auf der Straße, die nach Sens führt (was auf Französisch so viel wie *Sinn* bedeutet), hatte meine Vorstellungskraft genug Nahrung bekommen, mich davon abzuhalten, mich ans Steuer zu setzen.

»Es ist schrecklich.« Ihre Antwort auf meine Frage war deutlich. Sie erzählte mir von der Einsamkeit ihres Vaters, als er sich mit Sartre zerstritt und die gemeinsamen Freunde ihn allein ließen; sie erzählte von ihrer Einsamkeit, als sie mit vierzehn Jahren den Vater verlor und er mit allem, was sie zu seinen Lebzeiten von ihm gelernt und verinnerlicht hatte, weiterhin eine wichtige Rolle in ihrem Leben als Heranwachsende und später als Erwachsene spielte.

»Ich bin dazu noch nicht bereit«, sagte ich und stand auf. Sie schaute zu mir hoch, sie erhob sich mühsam und fragte mich nach meinem Alter. Dann stellte sie sich auf die Zehenspitzen und fuhr mir zärtlich über meine Wange: »Sie sind ja noch ganz klein ...«
Als die Nacht hereinbricht und ich ein frisch geöffnetes Bier in der Hand halte, sage ich zu mir, Camus wäre damit einverstanden gewesen, mit mir anzustoßen an diesem Abend, unter dem vom Mistral blank polierten Großen Bären.
Ich hielt mein Telefon in den Händen und schrieb diese drei Worte: »Papa, ich komme.«

Ich komme an, endlich

Mein Vater steht kaum noch auf. Mit dem Kopf in die Kissen vergraben wiederholt er, dass er nicht sterben will. »Ich habe keine Angst vor dem Sterben. Aber ich habe keine Lust dazu.« Dazu gibt es nichts zu sagen. Ich suche nach Spuren der Veränderung in seinem Gesicht. Ich laure auf sichtbare körperliche Anzeichen seiner Krankheit. Man müsste es sehen können. Wie kann man unter etwas leiden, das man nicht sehen kann? Ich möchte meinen Vater sehen, vor allem möchte ich ihn spüren, ihn in meine Arme nehmen, seinen Geruch riechen, der sich verändert hat, ein stärkerer Talggeruch. Mit meiner Nase habe ich begonnen, meinen Vater zu verlieren.

Er hält seine Tränen zurück, während er mich fest an sich drückt, er wischt mit einer ärgerlichen Geste eine Träne weg, die ihm am Kinn herunterrinnt. »Aber du musst dich nicht zurückhalten, mein Papa, weine doch, mein Papa.« – »Nein, ich will nicht weinen, ich will stark sein und kämpfen, damit klarkommen.« Er verbringt seine Tage mit Schlafen. Ich habe ihn nicht gefragt, ob er träumt. Er schläft wie ein Baby, er schläft, wie man einen Rausch ausschläft, er schläft, wie man die Augen schließt vor dem, was man nicht sehen will. Er verdrängt es. Er vergisst. Er nimmt es hin. Etwas frisst ihn von innen auf. Die linke Schläfe ist rasiert, die riesige Narbe in Form eines Fragezeichens über seinem Ohr ist bereits wieder überdeckt von nachwachsendem Haar, er ist nicht kahl, sieht nicht aus wie ein Toter, hat nicht überall Schläuche, er ist erschöpft, beim Gehen schlurft er mit seinen Füßen, mit gesenktem, feuchtem Blick unter seinem großen blauen Hut, das Kinn auf die Brust gedrückt, hält er das Gleichgewicht mit seinem Gehstock, er bewegt sich in Zeitlupe, ein verwundeter König. Ich kann die Schritte zählen, die er zurücklegt, um Brot zu kaufen, so langsam geht er. Er bewegt sich wie eine ein Meter fünfundneunzig große Schnecke. Mein Vater ist groß, riesig, sein ganzes Leben haben die Leute zu ihm gesagt: »Wie groß Sie doch sind!« und er hat mit einem Lächeln geantwortet: »Das ist von Vorteil beim Minigolf«, und alle haben gelacht, wie lustig dein Vater doch ist, wie elegant ... Ich erinnere ihn daran, das macht ihn verlegen, sein Schamgefühl, das ihn aufrechterhält und hilft, wesentlichen Gesprächen aus dem Weg zu gehen. Selbst die Stimme ist gedämpft, er ist so bedrückt, dass er die Stimme zwingt, um sicherzugehen, dass man seinen Kummer hört.

Mein Vater kann sich auf nichts anderes als auf seinen Tag konzentrieren. Seine Gespräche erstrecken sich auf die Taxifahrten zum Krankenhaus zur täglichen Strahlentherapie, die Leute seines Viertels bei seinem morgendlichen Spaziergang, die Dauer seines Mittagsschlafs. Ich höre ihm zu und denke an anderes, die normalen Worte erscheinen mir plötzlich so süß, sie sind der Beweis, dass er lebt. Wenn ich bei der Geburt meines Kindes die Bedeutung des Wortes »Empfangen« gelernt habe, dann lehrt mich die Krankheit meines Vaters, was der Begriff »Begleiten« meint.

Ich halte ihm meinen Arm hin, um ihm beim Aufstehen vom Sofa zu helfen, Dutzende kurzer weißer Haare bleiben auf den Kissen kleben. Er ist krank, aber er ist derselbe wie früher, seine großen Füße mit den gekrümmten Zehen bewegt er wie früher. Die verhornte, rissige Haut unter seinen Fersen, die erstaunlich weiße, fast milchige Haut des Fußgewölbes, der Nagel des kleinen Zehs länger als die anderen, der mittlere Zeh immer noch blau von einem alten Stoß (oder zusammengedrückt von einem zu engen Schuh), die Füße meines Vaters führen ein eigenständiges und unveränderliches Leben.

Als mein Vater krank wurde, wurde sein Schmerz zu meinem. Ich hatte Schmerzen an genau derselben Stelle wie er. Ich hatte über Tage hinweg dieselben Symptome: Sprechstörungen, Gedächtnisverlust. Ich konnte an nichts anderes denken. Meine Empathie entwickelte sich zu einer fast körperlichen Identifikation. Ich bekam Angst. Und ich fragte mich: Ist die Liebe zu meinem Vater derart, dass ich mit ihm leide, wenn er leidet? Was sagt mir das über meine Verbindung mit ihm? Emerson litt unter der Gewissheit, dass er über den Tod seines Sohnes hinwegkommen würde, und ich frage mich, wie überlebe ich den Tod meines Vaters? Wie mich von ihm trennen?

Bevor ich ankomme, setze ich mich vor dem Bahnhof auf eine Bank, ich warte dort auf meinen Sohn und sein Kindermädchen, die mit dem Zug kommen. Zwei ältere Menschen, Engländer, nehmen neben mir Platz. Mir ist es peinlich, ich möchte in Ruhe weinen. Am liebsten würde ich sie um Hilfe bitten: *My dad is dying, can you help me?* Als ich schwanger war, wollte ich, dass die ganze Welt auf meinen Bauch schaut; Traurigkeit besitzt nicht dieselbe Sichtbarkeit wie eine Schwangerschaft. Sie nimmt den ganzen Raum ein, aber im Inneren. Eine Schwangerschaft mit Tränen in der Kehle.

Ich komme an und mache ihm Lasagne, während er seine Chemo nimmt. Wir haben beide alle Hände voll zu tun, ich mit dem frischen Fleisch, das ich mit zerquetschten Tomaten vermenge, er mit den Beuteln, die er mit der Schere aufschneidet, um die Gelatinekapseln herauszuholen, zwei grüne, eine violette.

»Scheeeiße!«, schreit er, als die Kapsel ihm aus den Händen gleitet und über den Fliesenboden der Küche rollt.

»Scheeeiße!«, werde ich eine Stunde später bei Tisch schreien, als mein Sohn das dritte Mal hintereinander den Inhalt seines Löffels über seine Hose kippt.

Das ist Scheiße.
Ich bleibe ruhig und höre dir zu, mein Papa. Deine Worte dringen in einen Teil meines Gedächtnisses, den ich nicht kannte und dessen Funktion wahrscheinlich darin besteht, dass man weiterleben kann, ohne dabei zu vergessen. Aber tief genug, um nicht alle fünf Minuten wieder an die Oberfläche zu kommen, beweglich genug, um nicht in den Schichten des Verdrängens steckenzubleiben. Ich versuche, dich zu beruhigen, aber ich habe auch Angst. Ich erzähle dir von der Gegenwart, vom Glück, eine Frau so stark wie Mama zu haben, von der Liebe, die ich dir entgegenbringe und die dir meine Brüder und deine Freunde entgegenbringen, das ist schon viel, aber viel mehr gibt es nicht, was ich noch sagen kann, mehr habe ich nicht, an dem ich mich festhalten könnte, damit bin ich schnell durch, also fange ich an, mich zu wiederholen, und das gefällt dir. Ich beobachte deinen kranken, so lebendigen Körper. »Auf die Gesundheit«, sage ich fröhlich und hebe mein Weinglas in die Höhe. »Nicht für jeden«, grummelst du.

An diesem Tag wollte ich mit dir über den Tod sprechen, aber die Sonne schien zu stark, auf der Bank sitzend kniff ich die Augen zusammen, um den Faden meiner Gedanken nicht zu verlieren, ich brachte die Worte nicht mehr zusammen, vor uns kletterte mein Kind auf die Rutsche, ich antwortete auf deine Fragen, willst du von den üblichen Baguettes, nicht die besseren, bist du dir sicher? Ja, die üblichen. Ich kann dich beruhigen, das kann ich, auf deine Fragen eingehen, deinen Arm halten, dir den Gehstock reichen, der dich beim Laufen im Gleichgewicht hält, im rechten Bein hast du kein Gefühl mehr (»Sag nicht, dass ich kein Gefühl mehr im Bein habe«, hast du mir einmal vorgeworfen: »Ich spüre mein Bein NICHT, das ist nicht dasselbe.« Als ob das »Nicht mehr« eine unumkehrbare Lähmung bedeutet hätte, die du nicht akzeptiert hättest, ein »Nie mehr wieder«, während ein »Nicht« sich nur auf den Moment jetzt bezieht, ohne etwas über die Folgezeit auszusagen), gemeinsam mit dir kann ich mir vorstellen, wie das Haus später aussehen wird, wenn ihr umgezogen seid, in welche Stadt, nicht zu weit weg von deinen Freunden, wie dein Leben in drei Jahren ist, wie ich dir zuhöre, wenn du mir erzählst, und wie du die Fotos deiner Enkelkinder auf deinem Telefon ordnest, welche du behältst, die unscharfen, die du löschen kannst, du ordnest, sortierst aus, du archivierst, das will heißen, du lebst. Der von der Junisonne aufgeheizte Asphalt macht uns blind, du rückst dein Gesicht in den Schatten der Äste, du hast deine Sonnenbrille vergessen, ich biete dir meine an, du nimmst sie, und jetzt sehe ich nichts mehr, es ist so heiß, ich weiß, dass ich mit dir über deine Krankheit sprechen wollte, aber ich bin nicht mehr in der Lage zu denken, die Sonne vernichtet jeden Sinn für

Nuancen und Taktgefühl, ich habe Angst, zu direkt zu sein, fühle mich wie ein von der Sonne abgestumpfter Stier und sage nichts, ich bringe das Gespräch auf das Baguette zurück, überlege, dir zum Vatertag Schokolade beim Bäcker zu kaufen, heute ist Vatertag, dir ein schönes Fest, Papa, ich hatte ganz vergessen, es dir zu sagen, ich lehne mich rüber zu deiner Wange, um dir einen Kuss zu geben, »Dank dir, Töchterchen«, antwortest du ein wenig verlegen, »es tut mir wirklich sehr gut, dass du gekommen bist«, warum fällt es uns so schwer, zu sagen, dass man sich liebt, warum gelingt es mir nicht, diese Worte auszusprechen, ohne Angst zu empfinden, als ob »Ich liebe dich« zu seinem Vater zu sagen, einen gleich zu Charlotte Gainsbourg auf den Knien von Serge Gainsbourg machen würde, der vom Inzest singt, ich habe Angst vor dem Verbotenen, auch du hast es mir fast nie gesagt und ich habe trotzdem eigentlich nie daran gezweifelt, also warum diese Angst, es zu dir zu sagen, mein Vater, das ist Jacques Higgelin, der niemals gewagt hätte zu singen, du weißt, ich habe mich jahrelang auf die Couch gelegt und habe geredet, ich habe geweint und habe verstanden, dass es kein Problem gibt, ich liebe dich, und es ist einfach nur schwierig, es dir zu sagen, du weißt, den Leuten um mich herum fällt es leicht, sich zu lieben, ich habe Töchter gesehen, die ihrem Vater tonnenweise Liebe geben, auch ich gebe dir Liebe, aber sage es nicht genug, es macht mich verlegen, warum schaffen wir beide das nicht auch? Und da muss ich schon weinen, und die Worte verursachen einen Stau in meinem Mund, es hupt und bremst, und ich gebe dir die Hand, das Schweigen war schon immer unser Verbündeter, ich wage es nur, dir die Hand zu geben, aber du brauchst meinen Arm, ja, stütze dich auf mich, Papa, ich halte das aus, ich habe zwei Beine und zwei Arme und ein Herz, das nicht aufhört, mein Leben mit jedem Tag mehr zu lieben, vor allem, seit du krank bist, mein Leben erscheint mir als das, was es ist, sehr real und sehr kurz, sodass die Momente, die sich bei den Gesellschaftsspielen und bei Teeabenden in die Länge ziehen, nicht mehr so lang erscheinen, es gelingt mir sogar, hin und wieder bei einem Brettspiel mitzumachen, nicht zu lang immerhin, aber es kommt vor und es gefällt mir, siehst du Papa, wenn es mir gelingt zu spielen, dann wirst du durchhalten, oder?

Wir nehmen den üblichen Weg zurück, mein Sohn auf seinem Roller, du stützt dich auf deinen Gehstock, du versuchst dich zu bücken, um eine Glasflasche aufzuheben, die auf dem Boden herumliegt, aber es fällt dir schwer, dein Bein zu beugen, also versuchst du es mit dem anderen, ganz vorsichtig, du greifst nach dem Gegenstand und wirfst ihn in den danebenstehenden Mülleimer, ein kleines Insekt, das unter der Flasche geschlafen hatte, kriecht eilig davon, du brummst, drückst deinen Hut über die Ohren, hältst dich an meinem rechten Arm fest und gehst weiter, ohne mich loszulassen. Dann schaust du weg, räusperst dich und sagst kaum hörbar: »Wann nochmal reist du ab?«

Danksagung

Dieses Buch wäre ohne die tätige Mitwirkung von Lucille Uhlrich, Raphaël Enthoven, Dominique Ambiel, Marina de Guerry, Louis Vaudeville, Ludovic Escande, Danièle Dubosc, Muriel Beyer, Catherine Camus, Aurelia Saratila und Thelma niemals möglich geworden.
Arnold Davidson hat keine Vorstellung, welche Rolle er in meinem Leben und in diesem Buch gespielt hat; Sandra Laugier hat unwissentlich dazu beigetragen, meine Dankbarkeit ihm gegenüber lebendig zu erhalten.
Ich möchte auch den Hauptfiguren Julien, Rémi und Théodore danken, die auch dann für mich da sind, wenn ich nicht spiele; Benoît und Magali, die mir die Lust, frei zu sein, und die Kraft, es zu bleiben, vermittelt haben; Aurélien, Sacha, Loup und Zadig, dank derer der Alltag nie zur Niederlage wird.
Der Oscar für die beste Rolle in einer Wiederverheiratungskomödie geht an Raphaël, dessen Liebe im Laufe der Jahre mit Rückschlägen und Abenteuern den Rausch der Dauer und die glücklichen Momente schafft.

Titel der Originalausgabe
LA VIE ORDINAIRE
By Adèle Van Reeth

Dieses Buch erscheint im Rahmen des Förderprogramms
des französischen Außenministeriums, vertreten durch
die Kulturabteilung der Französischen Botschaft in Berlin.

INSTITUT FRANÇAIS Deutschland

FSC www.fsc.org MIX Papier | Fördert gute Waldnutzung FSC® C014496

Deutsche Erstausgabe
1. Auflage 2025

Lektorat: Delf Schmidt
Umschlaggestaltung und Herstellung: Laura J Gerlach
Unter Verwendung eines Motivs von © Kelsey McClellan
Satz: psb, Berlin
Druck und Bindung: GGP Media GmbH, Pößneck
Printed in Germany
ISBN 978-3-627-00334-0

Verantwortungsbewusst produziert
www.fva.de/nachhaltig